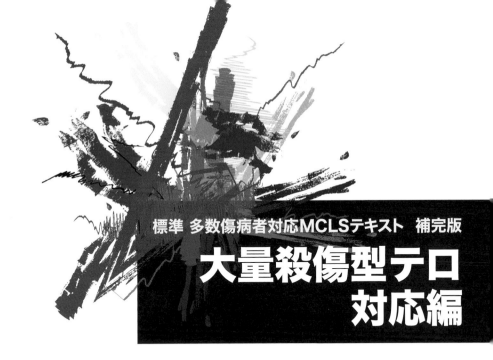

標準 多数傷病者対応MCLSテキスト 補完版

大量殺傷型テロ 対応編

監 修

一般社団法人 日本災害医学会

編 集

東京医科歯科大学大学院医歯学総合研究科救急医学領域長・
同救急災害医学分野 教授
大友 康裕

教授

人

ぱーそん書房

執筆者一覧

●**監 修**

一般社団法人日本災害医学会

●**編 集**

大友　康裕（東京医科歯科大学大学院医歯学総合研究科救急医学領域長・同救急災害医学分野　教授）

本間　正人（鳥取大学医学部救急・災害医学分野　教授）

●**執筆者**（執筆順）

大友　康裕（東京医科歯科大学大学院医歯学総合研究科救急医学領域長・同救急災害医学分野　教授）

井上　潤一（山梨県立中央病院高度救命救急センター　統括部長）

霧生　信明（防衛医科大学校病院救急部　副部長）

永田　高志（九州大学大学院医学研究院先端医療医学講座災害救急医学部分野）

小井土雄一（国立病院機構災害医療センター　臨床研究部長・DMAT 事務局長）

髙橋　栄治（沼田脳神経外科循環器科病院　救急科部長）

本間　正人（鳥取大学医学部救急・災害医学分野　教授）

嶋村　文彦（千葉県救急医療センター　検査部長・災害医療特任部長・外傷治療科主任医長）

監修のことば

　一般社団法人日本災害医学会では、消防・警察職員を対象に、多数傷病者対応に関する医療対応の標準化トレーニングコースとしてMCLS（Mass Casualty Life Support）コースを開発し、2011年8月より正式コースを開催しました。現在では、年間200を超えるMCLSコースが全国各地で開催され、学会が認定する資格者数もプロバイダー26,961名、インストラクター3,088名（2019年10月30日現在）に上っております。また世界各地で多数発生しているテロを鑑み、MCLSコースで学ぶ通常災害対応の知識・能力に上乗せして特殊災害・テロに対応するためのMCLS-CBRNEコースを開発し、2015年6月より正式コースを開催し、そのテキスト（MCLS-CBRNEテキスト）を2017年2月に発刊しております。

　一方、世界的にテロに用いられる手段をみると、圧倒的に爆弾が多く、次に銃乱射です。このことから、日本災害医学会では爆傷・銃創傷病者に対する病院前での医療対応に特化した「MCLS 大量殺傷型テロ対応セミナー」を開発し、2017年6月から開催しております。さらに、2020年東京オリンピック・パラリンピック開催を間近に控え、病院での受け入れを中心とした「MCLS 大量殺傷型テロ病院対応コース」を2018年8月から開催して参りました。

　これまでのMCLSの各コースおよびセミナーは、病院前の多職種連携を主眼として展開してきており、病院での受け入れに焦点を当てたこのコースは、MCLSとしては初めてであることから、その受講生のためにコースの内容を整理し、「標準 多数傷病者対応MLCSテキスト補完版　大量殺傷型テロ対応編」として上梓するものです。本書はコース受講生のみなら

ず、東京オリンピック・パラリンピックへ向けて、院内体制整備に携わる病院関係者の方々にも読んで頂くことを期待しています。

　令和２年２月吉日

日本災害医学会　代表理事

大友　康裕

序　文

　2020年7月には東京オリンピック・パラリンピック大会が開催され、万全の態勢で臨む必要があります。

　一般社団法人日本災害医学会では多数傷病者への対応標準化トレーニングコース MCLS（Mass Casualty Life Support）を提供し、同時に講義の内容に即した副読本を出版してきました。今回、「大量殺傷型テロ対応セミナー」と「大量殺傷型テロ対応病院内コース」に対し、本テキストを提供することができました。

　大量殺傷型テロ対応では、これまで提供してきた標準コースや CBRNE コースと考え方やアプローチを変える必要があります。対象者の多くが穿通性外傷を有しており、迅速な蘇生的外科処置が必要です。一方、2次被害の防止を念頭においた対応が求められます。既に学んだ標準コース、CBRNE コースの内容に本書の知識を付け加えることにより多数傷病者への対応標準化の目的を達することができると考え、タイトルに「補完版」を加えています。

　本書の内容は、これまでの書籍からは入手し難いような内容が含まれています。できるだけわかりやすく執筆して頂きました。多くの方々に手に取ってお読み頂くことを祈願しております。

　最後に担当された先生方と編集担当者には心より感謝申し上げます。

　令和2年2月吉日

本間　正人

目　次

i

▊ わが国のテロ発生の危険性

　令和の時代を迎え、G20 大阪サミット、ラグビーワールドカップ 2019 日本大会が終了し、今年は東京オリンピック・パラリンピック競技大会など国際的な会議やイベントが立て続けに開催される。わが国では，首相官邸に国際組織犯罪等・国際テロ対策推進本部を設置し「2020 年東京オリンピック競技大会・東京パラリンピック競技大会等を見据えたテロ対策推進要綱」[1)]を公表し、テロ対策の強化を図ってきている。

　本要綱の前文には、

　国際テロ情勢をめぐっては、中東、北・西アフリカ及び東南アジア地域において、イスラム過激派組織によるテロが続いているほか、欧米諸国においては、テロ組織の過激思想に影響を受けた、いわゆる「ホームグローン・テロリスト」によって引き起こされたとみられるテロ等が多数発生するなど、世界各地にテロの脅威が拡散し、極めて深刻な状況となっている。こうした中、我が国は、イスラム過激派組織(ISIL)等からテロの標的として名指しされており、近年もアルジェリア、シリア、チュニジア、ベルギー、バングラデシュ等において、邦人がテロの被害に遭う事件や我が国の権益が損なわれる事案が相次いでいる。特に、我が国では、2020 年東京オリンピック競技大会・東京パラリンピック競技大会及びラグビーワールドカップ 2019 の開催を目前に控えており、これらの機会を狙ったテロの脅威は重大な懸念である。

との記載があり、わが国においてもテロ発生を念頭におき万全の準備が望まれる。救急災害医療体制を計画構築するために救急災害医療体制に係る学術連合体(コンソーシアム)が結成され、予測できる傷病者への救急医療に加え、テロなどを想定した災害医療対策を準備している[2]。一般社団法人日本災害医学会では、MCLS-CBRNE コースを開催し、MCLS-CBRNE テキストを発刊してきた。さらに多数殺傷型テロセミナーと多数殺傷型テロ対応病院コースを開催し、今回「標準 多数傷病者対応 MCLS テキスト 補完版 大量殺傷型テロ対応編」を発刊した。

■ イベントやスポーツ競技とテロ

これまでに海外で発生した主要なテロを**表1**に示す。

表1 主なテロ事件

年月	事件名	死亡 (犯人を含む)	負傷	手段	備考
1972/9/5	ミュンヘンオリンピック事件	17	複数	銃撃	※
1996/7/27	アトランタオリンピック記念公園爆破事件	2	111	爆発	※
2001/9/11	アメリカ同時多発テロ	2,996	6,291	ハイジャック、自爆テロ	
2004/3/11	マドリード列車爆破テロ	191	2,050	爆発	
2005/7/7	ロンドン同時爆破事件	56	700	爆発	※※
2013/4/15	ボストンマラソン爆弾テロ	5	299	爆発、銃撃	
2015/11/13	パリ同時多発テロ	130	300	爆発、銃撃	
2016/3/22	ブリュッセル同時多発テロ	35	198	爆発、銃撃	
2016/7/14	ニーストラックテロ	84	202	車、銃撃	
2017/5/22	マンチェスターアリーナ爆破テロ	23	59	爆発	
2017/8/17	バルセロナテロ攻撃	6	6	車、銃撃	
2017/10/1	ラスベガス銃乱射	59	546	銃撃	

※オリンピック開催中　※※サミット開催中

オリンピック競技大会開催中には、①1972 年ミュンヘンオリンピックでのイスラエルの選手やコーチを人質に取り殺害するテロ、②1996 年アトランタオリンピック期間中にオリンピック記念公園で開催されたロックコンサートでの爆発テロ、が発生している。2005 年グレンイーグルズサミット開催中には、ロンドン市内において地下鉄駅と 2 階建てバスに爆弾が仕かけられ、同時爆破テロが発生した。2013 年ボストンマラソンではゴール付近に2ヵ所の爆発物が仕かけられた爆弾テロで多く人々が死傷した。2015 年パリ同時多発テロでは、スタジアムスタッド・ド・フランスで開催されたオランド大統領観戦中の国際サッカー親善試合フランス対ドイツ戦が標的となった。

学校、競技場、ホテル、文化施設、映画館、カフェ、レストラン、教会、ナイトクラブ、ショッピングセンター、交通施設（鉄道駅やバス、フェリーなど）などの、多数の人々が集まる場所、いわゆるソフトターゲットを標的として多くのテロが行われており、特に国際イベントや国際スポーツ競技大会は注意が必要となる。

Ⅲ　世界のテロの発生状況

Global Terrorism Database（GTD）[3] によると、2018 年には、世界中で 9,600 件以上のテロが発生し、7,290 人の加害者と 15,690 人の犠牲者合わせて 22,980 人以上が死亡した。2014 年 6 月のカリフ制宣言から2017 年 7 月のモスル解放まで、イスラーム過激派組織 Islamic State（IS）はイラクで 100 回以上のテロを行い、平均で毎月 500 人以上の犠牲者を出した。2014 年の 17,000 回近くの攻撃と 45,000 人以上の死者数をピークに、IS の攻撃は劇的に減少し、2018 年は世界的なテロリズムが 4 年連続で減少した（図 1 ）。

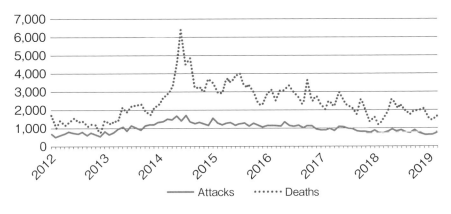

図1　テロの発生数と死者数の推移

　西ヨーロッパでは近年、テロが継続的に発生しており、平均して毎月約20回にも及ぶ。 2015年、2016年、2017年には、西ヨーロッパ諸国で複数の事件があり、パリ、ブリュッセル、ニース、ベルリン、マンチェスター、

表2　西ヨーロッパの国別テロ発生数（2018年）

国	発生数	死者数
英国	100	2
ギリシャ	27	3
ドイツ	22	0
イタリア	14	0
フランス	13	13
オランダ	6	1
アイルランド	5	0
スウェーデン	5	0
ベルギー	3	4
スペイン	2	1
オーストリア	1	1
デンマーク	1	0
フィンランド	1	0
スイス	1	0
合計	201	25

ロンドン、バルセロナなどで400人以上が死亡した。2018年の西ヨーロッパの国別テロ発生件数を**表2**に示す。

　米国では9月11日のテロを除くと、テロで使用された最も致命的な武器は銃器であった。2000〜2018年の間に米国で120回を超えるテロで銃器が使用され、300人以上が死亡し、1,100人以上が負傷した。同時期に爆発物は105回のテロで使用され、死亡は5人足らずで、約350人が負傷した。

　一方、国内に目を向けると、平成28年の警察白書によれば、警察や自衛隊以外に、銃砲の所持が許可されている件数は17.5万件であり（平成27年）、うちライフル銃は3万件にも上る（**表3**）。銃を用いたテロ発生のリスクは、日本においても決して低いとは言えない。

表3　許可を受けた銃砲刀剣類の数の推移（平成23〜27年）

区分		年次	23	24	25	26	27
総数（件）			274,799	255,079	240,415	228,326	219,353
銃砲	計		271,100	251,537	236,979	225,005	216,196
	猟銃	小計	220,171	203,870	191,710	182,024	175,221
		ライフル銃	35,006	33,532	32,136	30,920	30,235
		ライフル銃以外の猟銃	185,165	170,338	159,574	151,104	144,986
	空気銃		26,612	25,534	25,071	24,610	24,276
	建設用銃		19,170	17,161	15,351	13,609	12,065
	その他の銃		5,147	4,972	4,847	4,762	4,634
刀剣類	計		3,699	3,560	3,436	3,321	3,157
	狩猟、有害鳥獣駆除用		924	855	832	757	698
	漁業、と殺用		1	1	1	1	2
	風俗慣習用		2,359	2,276	2,201	2,124	2,026
	芸能公演用、展示用		415	428	402	439	431

（警察庁「平成28年警察白書」）

Ⅳ　テロの種別

　2001年7月～ 2019年12月に世界で発生したテロ種別ごとの発生数を
表4に示す。爆発が最も頻度が高く、銃撃、不明、放火と続いた。CBRN
は頻度が低いのがわかる[4]。また、2018年に西欧で発生したテロの手段
を**図2**に示す[3]。

**表4　これまでに世界で発生したテロ
　　　手段ごとの発生数（2001年7月
　　　～ 2019年12月）**

種別	件数	%
爆発	99,650	48.0
銃撃	68,465	33.0
不明	17,614	8.5
放火	14,756	7.1
暴動	5,975	2.9
化学剤	401	0.2
その他	313	0.2
妨害行為	237	0.1
車両	231	0.1
模造銃	71	0.0
生物剤	37	0.0
放射線	13	0.0
	207,763	100.0

（文献4）による）

手段	件数（%）
爆発物	19
乱　闘	11
その他	10
銃　撃	10
車　両	2
放　火	48

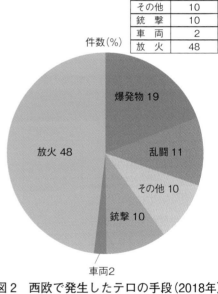

件数（%）

爆発物 19
乱闘 11
その他 10
銃撃 10
車両2
放火 48

図2　西欧で発生したテロの手段（2018年）

V MCLS を爆傷・銃創に応用すると いくつかの不都合が出てきた

　MCLS 標準コースにおいて対象とする傷病者・患者は鈍的外傷が基本であり、爆傷や銃創の傷病者・患者とは穿通性外傷を基本とする点で大きく異なる。また通常の多数傷病者事案とテロ攻撃では現場の安全や保安に関する考え方も大きく異なる。以下の点が MCLS 標準コースと異なる、多数殺傷型テロ対応での特徴である。

■爆傷・銃創患者では、
・出血に対する止血が最も優先される
・状態が急激に進行、悪化する
・緊急手術を要する確率が鈍的外傷よりもかなり高い
・爆傷肺、遅発性腸管破裂、眼球損傷、鼓膜損傷など、特殊な損傷病態がある
・現場近くの病院へは、顔面などから血を流した軽症患者が、重症患者より先に受診する

■以下の理由から、直近の総合病院を「救護所化」すべきである。
・二次攻撃の対象となりうることから、トリアージポストや現場救護所の設置は推奨できない
・現場トリアージは正確な判定ができないため、有効な分散搬送が実施困難である
・多数傷病者の受け入れ病院選定に時間を要する
・直近の病院に患者が集中する

●おわりに

　本書は、学術団体である一般社団法人日本災害医学会が多数殺傷型テロの傷病者・患者対応について、主に医学的な観点からの知見を提供するもので、テロの現場で活動する警察官や消防隊員のプロトコールや規範の変更を目的としたものではない。一方、病院職員に対しては、個人的な知識能力の向上にととまらず、テロ被害患者に対する適切な診療を提供するためには、院内体制(対応マニュアル策定、必要な資器材の整備、職員訓練の実施など)の整備が必須であることを強く認識して頂きたい。

(大友　康裕)

●文献

1) 国際組織犯罪等・国際テロ対策推進本部：2020 年東京オリンピック競技大会・東京パラリンピック競技大会等を見据えたテロ対策推進要綱. 2017(https://www.kantei.go.jp/jp/singi/sosikihanzai/20171211honbun.pdf)(2020.1.9 accessed).
2) 7 学会が設置する合同委員会：2020 年東京オリンピック・パラリンピックに係る救急災害医療体制を検討する学術連合体(コンソーシアム)の結成. 2016 (http://2020ac.com/documents/ac/05/1/1/コンソーシアム結成-20160520.pdf)(2020.1.9 accessed).
3) START.　Trends in Global Terrorism: Islamic State's Decline in Iraq and Expanding Global Impact；Fewer Mass Casualty Attacks in Western Europe；Number of Attacks in the United States Highest since 1980s(https://www.start.umd.edu/pubs/START_GTD_TerrorismIn2018_Oct2018.pdf)(2020.1.9 accessed).
4) Global Terrorism Database(https://www.start.umd.edu/gtd/access/)(2020.1.9 accessed).

2 大量殺傷型テロの基礎知識

1 爆傷

Ⅰ 爆傷と損傷機序

　爆傷とは爆発により人体に生じる障害の総称であり、その機序により一般的に1次爆傷から4次爆傷に分類される（図3、表5）。

　1次爆傷は爆発に伴う衝撃波（blast wave）により生じる特徴的な損傷であり、特に内部にairを有する臓器（肺、腸管）や器官（中耳、内耳）に損傷が生じやすい。爆発地点から近いところにいた場合や、室内や車内といった閉鎖空間での爆発により発生しやすい。

　2次爆傷は飛散物が当たることによる損傷で、爆発物自体の破片や爆発物に仕込まれた釘やベアリング、周囲の物体破片などによる穿通性損傷と、

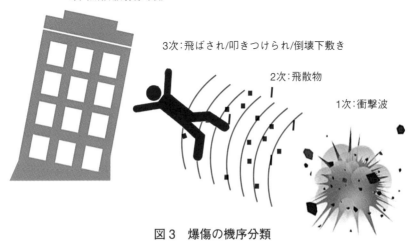

図3　爆傷の機序分類

表5　機序と損傷形態

	特徴	傷部位	損傷形態
1次	衝撃波による臓器損傷	空気のある部位：肺、消化管、中耳	鼓膜破裂、爆傷肺、消化管穿孔、空気塞栓(脳、心、腸間膜)、外傷性脳損傷(TBI)、四肢切断
2次	飛来物による損傷	全身	穿通性損傷：破片や仕込まれたベアリング、釘など、軟部組織損傷 鈍的損傷：飛んできた大きな物体
3次	爆風による吹き飛ばされ	全身	地面に落下もしくは壁などに叩きつけられる。骨折、四肢切断、鈍的損傷
4次	1〜3次損傷以外の損傷	全身	熱傷、クラッシュ症候群、外傷性窒息、呼吸器症状(喘息、COPD増悪)、狭心症、高血圧、高血糖

・多くは通常の穿通性外傷や鈍的外傷と同様
・衝撃波は空気の存在する部位(air-tissue interface：空気と組織が接する)、肺、消化管、中耳に最も損傷を与える。
・外傷性四肢切断は衝撃波(blast wave)と爆風(blast wind)の2つの作用により生じる。

吹き飛んだ大きな物体による鈍的損傷が生じる。

　3次爆傷は人自体が爆風(blast wind)で飛ばされて、地面や建物などに叩きつけられたり、倒壊した建物などの下敷きになり生じる。

　4次爆傷はそれ以外の損傷として、熱傷や中毒、dirty bomb(汚い爆弾)による放射線曝露などが該当する。

　なお基礎疾患の悪化や精神的影響などを5次爆傷とする分類もある。

Ⅱ　爆発の特徴

　爆発物による爆発は、火薬類に熱または衝撃を加えたときに起こる酸化分解反応(燃焼)がほかの部分に次々と伝わり、極めて短時間に多量のガスと熱量を発生し膨張することで周囲に損傷をもたらす。高性能爆薬であれば3,000℃、30万気圧という極めて高いエネルギーを発する。燃焼速度が音速を超えると衝撃波(blast wave)が生じ大きな衝撃を周囲に及ぼす。さらに衝撃波に引き続き爆風(blast wind)が生じる。

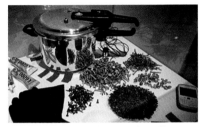
a. 圧力鍋を使用した爆発物

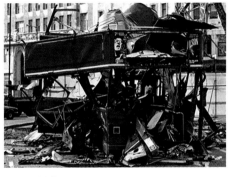
b. バス車内での爆発

図4　爆発の特徴

殺傷力を増すために爆発物内部に釘やベアリングが仕込まれている場合も多い。室内、車内といった閉鎖空間での爆発は内部で増幅し威力を増す。

　爆発物との距離が2倍になれば、爆発自体の威力は1/8になる。したがって爆発による1次爆傷自体は半径数十m程度で発生する。

　しかし、爆発物に仕込まれた金属製のベアリングや釘などは爆発によりさらに遠くまで飛散するため、被害が拡大する(図4-a)。

　室内、車内といった閉鎖空間での爆発はその空間内で圧が増幅するため威力を増す。爆発の威力を閉鎖空間(屋内)と開放空間(屋外)で比較すると、重症度、死亡率、1次爆傷の合併率などいずれも閉鎖空間の方が高くなる(図4-b)。

Column 1　爆発による人体への作用

　爆発による強大な力は以下の3つの作用により組織を破壊する。

①**破砕(spallation)**：衝撃波は密度の高いものから低いものへ通過するときに、密度の高いものを破砕する。水中で爆発したときに水面からしぶきが飛び散るが、この飛び散る水が損傷された組織にあたる。

②**内破(implosion)**：衝撃波により過剰に圧縮された組織内の気体が再膨張するときに発する強大な作用により組織が破壊される。肺胞内のガスはこの作用により、肺胞上皮を傷害するとともに空気塞栓の原因となる。

③**剪断(inertial/shearing)**：衝撃波が密度の異なる組織内を通過する際、生じる速度の違いが組織の損傷をきたす。

Ⅲ 爆発物

これまでの爆発物テロでは軍用爆薬であるTNTやプラスチック爆薬が使われることが多かったが、先進国では入手の規制やプラスチック爆薬への探知剤の添加義務づけなどにより使用される機会は大幅に減少した。代わりに近年では日用品として購入できる物品から合成した爆薬と、携帯電話などによる起爆装置でつくられる即席爆発物(improvised explosive device；IED)が頻用されている(**表6**)。ボストンマラソン爆弾テロでは圧力鍋に花火の火薬を大量に詰めたものが使用された。起爆装置としては携帯電話やタイマー、リモコンなどが利用され、携帯電話の場合は離れた場所からタイミングを図り、その電話に電話をかけることで通電・爆発させる。

表6 近年の爆発物を使用したテロ事件と使用された爆発物

年	名称	死者	負傷者	爆発物の種類
1988	パンアメリカン航空機	270	—	プラスチック爆弾
1995	オクラホマ連邦ビル	168	800	ANFO
2002	バリ島ディスコ	202	209	塩素酸塩
2004	マドリッド同時多発列車	191	2,000	ダイナマイト
2005	ロンドン同時多発	56	700	TATP
2013	ボストンマラソン	3	282	花火
2015	パリ同時多発	132	352	TATP
	バンコクエラワン廟	22	125	TNT
	エジプト上空露航空機	217	—	TNT
2016	ブリュッセル同時多発	35	200	TATP
2017	マンチェスターコンサート	23	120	TATP

Column 2　火薬と爆薬

　火薬と爆薬は複数の高エネルギー物質の複合体であり、火薬と爆薬を原料や組成から区別することは難しい。

　わが国では火薬類取締法により火薬と爆薬を合わせて火薬類とし、銃砲の弾丸やロケットなどの「推進」に使うものが火薬、「破壊」に使うのが爆薬、さらに火薬、爆薬を使用してある目的に適するように加工したものを火工品(花火や導火線)と分類している。なお海外では火薬・爆薬合わせてエクスプロースィブ(explosive)と総称し、その威力から low explosives(火薬)とhigh explosives(爆薬)としている。

　一方、火薬と爆薬はその燃焼が起きる速度から分けることもでき、燃焼速度が音速以下のものが火薬、超音速のものが爆薬に分類される。さらに爆発の現象では火薬では爆燃 (deflagration) が、爆薬では爆轟 (detonation) が生じる。

　黒色火薬の燃焼速度は数 cm/s(時速 36km)〜数百 cm/s とかなり遅く、花火や導火線などに使用される。これに対し軍用爆薬である TNT は約 7 km/s (時速 2 万 5,000km)、ニトログリセリンやプラスチック爆弾の成分である RDX は 8 km/s(時速 2 万 9,000km)にもなる。

Column 3　代表的な火薬類

・**黒色火薬**：世界で最初の火薬。7 世紀頃中国やギリシャで発明。現在も花火などで使われる。黒いことがその名の由来。硝酸カリウム(硝石)75%、硫黄 10%、木炭 15% の組成からなる。

・**ニトログリセリン**：狭心症治療薬としても用いられる。1864 年イタリアで合成。爆薬としてダイナマイトの原料になる。加熱や摩擦によって容易に爆発するため、アセトン、水などと混ぜて感度を下げるか、ニトロゲル化して取り扱う。

・**ダイナマイト**：ノーベル賞創設者のアルフレッド・ノーベルが 1866 年に発明。産業用爆薬の代表。不安定なニトログリセリンを珪藻土に染み

込ませることで安定化させた。

- **TNT**：2,4,6-トリニトロトルエンの略称。1863年ドイツで発明。衝撃や熱に対して極めて安定、毒性が少ない、金属を腐食しない、など優れた特性をもつため、軍用爆薬として広く用いられている。火薬の代表として威力を表す単位「TNT換算」としても使用されている。

- **プラスチック爆弾**：プラスチックでできているわけではなく、可塑性(plastic)、すなわち容易に変形できる特性から付けられた軍用爆薬。代表的なものは米軍が1950年代後半に作成したC4(Cは組成compositionの頭文字)。非常に軟らかく、どこにでも設置できるため、軍事作戦やテロ事件で利用されてきたが、1991年に探知剤の添加が国際条約で義務づけられて以降、ほとんど使用されていない。

- **硝酸アンモニウム**：化学肥料の窒素源として大量生産。強い起爆力を与えると爆轟するため、爆発物として使われる。

- **ANFO**：現在、産業用爆薬として最も使用。硝酸アンモニウムに軽油を加えたもの。ammonium fuel oilの略称。安価で安定性あり。

- **有機酸化物**：漂白剤、洗剤、溶媒などを反応させて容易に合成できる過酸化アセトン(TATP)が代表的。国内でも最低10年間で20件の使用事件あり。

- **液体爆薬**：ニトロメタンなど。過去に航空機爆破テロで使用。

Ⅳ 受傷部位による損傷形態

　爆傷による受傷部位別の損傷形態を示す(**図5**)。前述した爆傷の機序により全身の臓器や器官に損傷が生じうる。特徴的な損傷部位として、内部に空気を有する(air-tissue surface)肺、腸管、鼓膜をはじめとする聴覚器があり、重点的に評価する。生存症例で最も多い損傷形態は飛来異物による穿通性外傷と爆風による鈍的外傷である。爆傷により当初生存していた症例の主な死亡原因は、爆傷肺、次いで消化器損傷による。閉鎖空間での

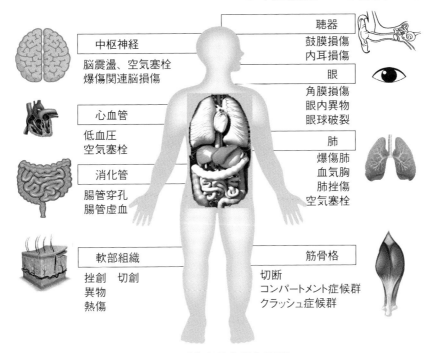

中枢神経
脳震盪、空気塞栓
爆傷関連脳損傷

心血管
低血圧
空気塞栓

消化管
腸管穿孔
腸管虚血

軟部組織
挫創　切創
異物
熱傷

聴器
鼓膜損傷
内耳損傷

眼
角膜損傷
眼内異物
眼球破裂

肺
爆傷肺
血気胸
肺挫傷
空気塞栓

筋骨格
切断
コンパートメント症候群
クラッシュ症候群

図 5　受傷部位と損傷形態
内部に空気の存在する耳、肺、腸管に最も影響を及ぼす。

爆発や建物などの崩壊を伴っている場合は重症例が増加する。

　生存者の10%程度は異物による眼球損傷の可能性がある。また、鼓膜損傷を認めた場合、高率に肺損傷を合併するとの報告もあったが、現在では必ずしも相関しないとされ、肺損傷の可能性を常に考慮しながら診療にあたる。

　1 ～ 4 次、それぞれの爆傷が単独で発生するわけではない。むしろ全身に 1 ～ 4 次まですべての外力が加わっており、その中で 1 次爆傷が中心のこともあれば、3 次爆傷が中心の場合もある。したがって、どれか 1 つだけを治療すればよいというわけではなく、見落としがないよう全身を詳細に観察する。

（井上　潤一）

15

2 | 刺創・銃創

●はじめに

　わが国の救急診療の場においては、鋭的損傷≒刺創と考えられるほど、銃創に接する機会は極めて限られている。しかし人量殺傷型テロによる多数傷病者発生事例においては、爆傷とともに銃創患者への対応が求められる可能性が極めて高い。2017 年のラスベガス銃乱射事件の際、直近病院にはわずか 40 分の間に 150 人もの患者が来院した。経験がないからといって、目前に殺到する患者を追い返すわけにも、ましてや逃げるわけにもいかない。われわれの判断、治療が多くの患者の生命の転帰に直結する。

Ｉ　鋭的損傷：エネルギーによる分類

　刺創と銃創は一般には別々に述べられることが多い。銃創の場合、さらにその弾丸速度を、秒速 2,000 フィート（≒約 600 m）を境として、これより速いものを高速、遅いものを低速と分けることが多い。

　一方、刺創、銃創のいずれも鋭的損傷であるので、これらすべてをまとめて、そのエネルギーで分類する考え方もある。すなわち刺創は凶器の速度が遅いため低エネルギーと考え、速度が秒速 2,000 フィート以下の銃器、すなわちハンドガンなどによるものを中程度のエネルギー、それ以上のライフルなどによるものを高エネルギーとして分類する考え方もある。したがって、銃創の場合そのエネルギーが高いためその経路（銃創路）以外の周囲の組織にまで損傷が及ぶことがあるが、刺創の場合はエネルギーが低いため、通常凶器が侵入した部分のみにしか損傷は生じない。

ⅠⅠ 銃弾のエネルギーと組織への損傷

　銃弾そのものの質量を m、初速度を V とすると、一般に銃弾自体がもっている運動エネルギー(Kinetic Energy；KE)は KE= mV^2/ 2 で与えられる。したがって質量が大きく、初速度が大きいほど、弾丸自体のエネルギーは大きいものとなる。しかし物体に与えられる損傷は必ずしもこの KE に比例して大きくなるというわけではない。効率よく物体に損傷を与えるということは、いかに弾丸がもっているエネルギーを物体内で放出するかということになる。物体への射入時および射出時の速度をそれぞれ Ventry,

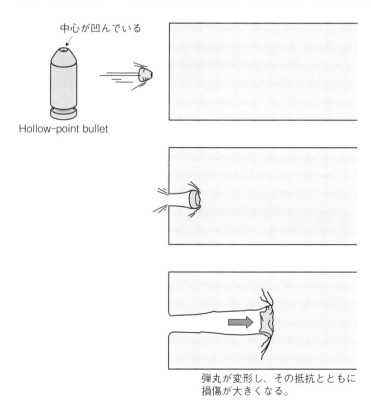

中心が凹んでいる

Hollow-point bullet

弾丸が変形し、その抵抗とともに損傷が大きくなる。

図6　Hollow-point bullet と mushrooming

Vexitとすると、物体に与えられるエネルギー、つまり損傷させるエネルギーはm（Ventry²-Vexit²）/2となるので、物体内で減速の度合いが大きくなるほどダメージが大きくなるということになる。言い換えると、物体内での弾丸に対する抵抗が大きくなればなるほど、そのダメージが大きくなるということになるため、弾丸前面部分の面積の大きさがその大きな要素となる。この面積に大きな影響を与えるのが、① Profile（形状や性質）、② Tumble（回転）、③ Fragmentation（破片化）、である。

　まず①に関しては、弾丸の直径やその硬さが挙げられる。直径が大きい方が抵抗は大きく、また物体に命中した瞬間に弾丸が平坦化し、拡がるようになっていれば（キノコのように拡がるため "Mushrooming" という）、よりその抵抗を大きくすることができる。現在ではその使用が禁止されているダムダム弾や中心部が凹んだ形状の弾丸（Hollow-point bullet）などが挙げられる（図6）。一方、弾丸全体が真鍮で覆われている、いわゆるフルメタルジャケット弾では、弾丸が変形しにくくなっており、貫通しやすくなっている。

　②に関しては弾丸が進行方向に対して、回転することである。命中した物体の中で回転するため、その抵抗が大きくなる。これは弾丸の形状に依存するが、通常、弾丸は先端が尖った形で、底部が拡がった半紡錘のような形となっており、その重心は底部近傍に存在する。いったん物体に命中すると、弾丸はその慣性で進行方向に進もうとするが、重心部を先進部に

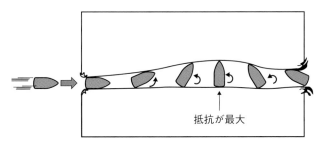

抵抗が最大

図7　Tumble

18

して進もうとする働きにより、この回転が生じる。特に進行方向に対して、ちょうど90度になった状態で、その抵抗は最も大きくなる。銃弾が組織に命中した後に内部でTumbleし飛び出していくため、一般には射入口は小さくてきれいな円形で、射出口は星形をはじめ、変形したいびつな形で、射入口よりも大きくなることが多いといわれる（図7）。

③に関しては、弾丸がたくさんの粒子に分かれる（破片化する）ようになることで、その抵抗を増すようになっている。散弾銃のように最初からたくさんの粒子に分かれている場合と、弾丸自体を軟らかくしたり、切れ目を入れたりすることによって、物体内で細かく破裂するような形にして、損傷を大きくする場合がある（図8）。また組織の密度や弾性により損傷の程度は異なる［例えば、肺（空気が多い）、筋肉や肝・腎・脾などの実質臓器（水

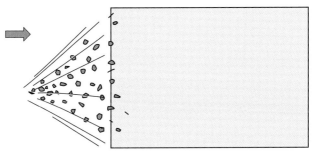

a：最初からたくさんの粒子に分かれている場合。

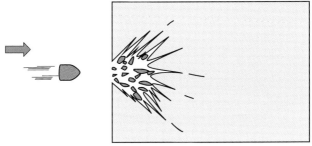

b：組織内で細かく粒子に分かれる場合。

図8　Fragmentation

分が多い)、骨の順に、密度が高くなるにつれ損傷は大きくなる]が、骨自体に弾丸が命中し、その破片が二次的に弾丸のように作用し損傷を拡大することもある。

Ⅲ Cavitation（空洞化）について

　中〜高エネルギーで弾丸が組織を通過していく際、その先進部が組織を圧挫し、引き裂きながら進んでいくが、実際に生じる損傷は進行路自体のみならず、その周囲にも影響が及ぼされている。これは弾丸が組織に衝突した際の衝撃が周囲の組織に伝播していくためで、Cavitation（空洞化）と呼ばれる現象であり、極めて短時間に起こるために真空状態の空洞となる。弾丸が接触した直接的な組織の損傷により生じ、銃創路として最終的に残る空洞部分を Permanent Cavity といい、その衝撃が伝播したことにより影響を受け組織が変形、拡張した部分を Temporary Cavity という（**図9**）。その大きさは弾丸の直径の数倍から数十倍に及ぶこともあり、直接に弾丸が当たっていないにもかかわらず、骨折が生じることさえある。Cavitation の大きさは銃弾の速度とともに増大する傾向があり、一般には高速弾の方が低速弾よりも大きくなるが、最も大きな要因は先に述べた銃弾前面部分の面積の大きさとの報告がある。したがって、フルメタ

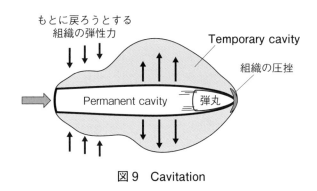

図9　Cavitation

ルジャケット弾(=変形しない)が高速で体内を通過しても、弾丸の先端部が尖っており、標的の通過距離が短い場合は、Tumble も起きないため Temporary Cavity がほとんど生じないこともある。戦闘において敵の殺傷ではなく、無能力化を目的とする場合にこのような弾丸が用いられる。

　Temporary Cavity は組織の弾性によりもとの状態へと戻ろうとするが、さらに弾丸が通過した部位は急激に陰圧状態となるため、周囲の組織が急速に収縮する。すなわち銃創路の管腔はいったん閉鎖するが、またその反動で開通、閉鎖を繰り返す。この振動状態(pulsation)は最終的には最初に組織に吸収されたエネルギーの減衰とともに収束する。この際、創外部から空気とともに周囲の埃や塵、時には衣服の一部を吸い込む。弾丸が熱をもっているので貫通部は殺菌されているなどと、まことしやかに囁かれることがあるが、弾丸自体も清潔ではなく、創に汚染物質が吸引されるため十分な創洗浄と場合によっては抗生剤投与が必要となる。

Ⅳ　診療手順

　病院内における銃創患者の診療手順に関しては、日本外傷学会オリンピック・パラリンピック特別委員会による銃創・爆傷患者診療指針による「銃創の初期診療」に従う(図10)。

　基本的には JATEC に準じた初期診療を行うが、鋭的損傷では直ちに緊急手術になる可能性が高いと考えて準備を行う。また各部位別の治療に関しても上記診療指針を参考にして頂きたい。

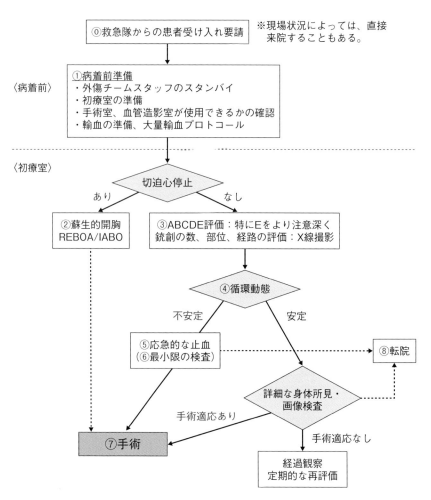

図10　銃創の初期診療のアルゴリズム

（日本外傷学会 東京オリンピック・パラリンピック特別委員会：銃創・爆傷患者診療指針（Ver.1），2018
を一部改変）

Ⅴ　損傷の評価

　循環動態が不安定な場合では直ちに手術が必要とされるが、その際で
も初期評価と蘇生として、最低限全身観察による銃創の数と位置の確
認を行い、X線撮影検査による銃創路のアセスメント、FAST（Focused

22

Assessment with Sonography for Trauma)による体液貯留の評価は行う。もし時間的に余裕のある場合には、射入口と射出口にクリップなどを置いてX線撮影を行うと銃創路のアセスメントに有効である。ただしTumbleや組織密度などの影響で進行方向が変化することがあるため、射入口と射出口を結んだ直線が必ずしも銃創路には一致しないということ、さらにCavitationの影響により銃創路(permanent cavity)以外にも損傷がある可能性を十分に考慮に入れる必要がある。また、出血が創から体外に流出してしまうこともあるため、例えば腹腔内出血があったとしても必ずしもFASTが陽性にはならないことにも留意が必要である。

　一方、ナイフやアイスピックなどの凶器における鋭的損傷では、刃あるいは先端の部分が接触した範囲のみに損傷が存在し、それ以外の組織に損傷が存在することは原則的にない。ただし、刺入部がたとえ小さくても、刺入後に凶器を動かして、損傷部を拡大させている可能性があることは常

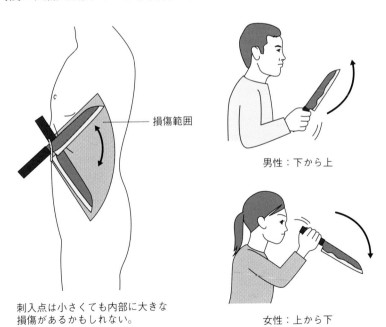

損傷範囲

刺入点は小さくても内部に大きな
損傷があるかもしれない。

男性：下から上

女性：上から下

図11　損傷の評価

23

に考慮に入れておかなければならない。またよく知られていることではあるが、男女の別で凶器の持ち方が異なるため、それぞれ刺入方向が下から上、および上から下となりやすい（図11）。

　循環動態が安定している場合はCT検査を主体とした全身の損傷の検索を十分行ってから手術の必要性を検討する。特に血管損傷が疑われる場合は従来血管造影がスタンダードであったが、近年ではMDCT-A（Multidetector Computed Tomography with Angiography）による精査がより有効と考えられている。施設により異なるが、塞栓術やステント留置を含めたIR（Interventional Radiology）も治療の選択肢として重要性を増している。さらにDefinitive Therapyとしての外科手術へのブリッジとしてのDC-IR（Damage Control-IR）も極めて有効である。

Ⅵ　銃創に対する保存的治療

　近年銃創に対しても手術を行わない保存的治療（Non Operative Management；NOM）が行われるようになってきている。特に腹部銃創では循環動態が安定し、腹膜刺激症状を認めない場合はNOMが行われる場合が多くなってきているが、この管理は銃創管理に長けた、いわゆるHigh Volume Centerのみで可能であり、特にNOMに失敗した場合その死亡率も決して低くはないため、銃創管理に慣れていないわが国においてNOMは危険であり推奨されない。

Ⅶ　銃弾の扱い

　体内に残った銃弾は必ずしも摘出する必要はない。銃弾そのものによる動静脈の塞栓がある場合、心室壁に嵌入している場合、関節滑膜液や脊髄液、眼球と銃弾が接触している場合、腸管を貫通したり、骨に埋まり込ん

でいる場合、その他感染や臓器損傷のリスクが高いと考えられた場合には銃弾の摘出を行う。また摘出した弾丸は犯罪に関連する証拠であるため、その場で直接警察に渡すか、あるいは病理検体として保管する。

Ⅷ 抗生剤投与

「Cavitation（空洞化）について」の項でも述べたが、創内は汚染物付着の可能性が高いため、十分洗浄することが必要であり、早期に閉鎖する必要はない。また抗生剤は、骨折を伴う（骨髄炎のリスク）、ショットガンによる銃創［薬莢の中で、火薬と弾丸の間に詰め物（wadding）があり、これが一緒に発射される］、治療開始までの時間が経過している、腸管を通過しているなど汚染が高度、また、糖尿病の既往などの場合は投与の適応となる。抗生剤の選択は損傷臓器により異なるが、一般的には広域スペクトラムのもの、セファロスポリンが用いられることが多い。

●おわりに

2020年の東京オリンピック・パラリンピックを控え、また近隣諸国との緊張状態が高まる中、わが国ではかつてないほどテロリズムの危険性が増大している。"もし起こったら"ではなく、"いつ起こるか？"と考え、常日頃から準備を行うことが重要である。本稿がその一助となれば幸いである。

（霧生　信明）

●文献

1 ）National Association of Emergency Medical Technicians（NAENT）：Penetrating Trauma. Prehospital Trauma Life Support Military. 8th ed, pp98-107, Jones & Bartlett Learning, 2014.
2 ）一般社団法人日本外傷学会 東京オリンピック・パラリンピック特別委員会：銃創・爆傷患者診療指針（Ver.1）, 2018（https://www.jstage.jst.go.jp/article/jjast/32/3/32_Ver1-1/_pdf）（Accessed January 3, 2020）.

3) Giannou C, Baldan M : Mechanisms of injury during armed conflict. War Surgery ; working with limited resources in armed conflict and other situations of violence Volume 1, pp59-79, International Committee of the Red Cross,2009 (https://www.icrc.org/en/doc/assets/files/.../icrc-002-0973.pdf)(Accessed January 3, 2020).

4) Stefanopoulos PK , et al : A review of ballistics related to penetrating trauma. Journal of Acute Disease 3(3) : 178-185, 2014.

5) Hanlon D, Srivastava A : Gunshot Wounds ; Management and Myths, Relias Media, 2012. (https://www.reliasmedia.com/articles/76797-gunshot-wounds-management-and-myths)(Accessed January 3, 2020).

6) Felsmann MZ,et al : Factors affecting temporary cavity generation during gunshot wound formation in animals? new aspects in the light of flow mechanics ; a review. Veterinarni Medicina 57(11) : 569-574, 2012.

7) Medical Department, United States Army : Wound Ballistics in World War II. Beyer JC(ed), pp135-136, 1962(https ://apps.dtic.mil/dtic/tr/fulltext/u2/a291697.pdf)(Accessed January 3, 2020).

8) Kragh JF Jr, et al : Practical use of emergency tourniquets to stop bleeding in major limb trauma. J Trauma 64 : S38-S49, 2008.

3 海外での取り組み (Hartford Consensus を含む)

●はじめに

　MCLS 大量殺傷型テロ対応を学ぶうえで、海外でのさまざまな取り組み、特に銃社会である米国での歴史的な経緯や取り組みを知ることは有益であると思われる。

　本稿では、①米国における事態対処医療の歴史、②ハートフォードコンセンサスをはじめとする大量殺傷型テロ対応に通じる取り組み、を紹介したい。

■ 米国における事態対処医療の歴史的経過

　ヨーロッパ、中東、アフリカ諸国ではテロによる死傷者が問題となるが、米国では銃器による犯罪や銃乱射事件が近年大きな問題となっている。

　米国では銃器による事件が後を立たず、多くの命が失われている。米国内に推定３億丁もの膨大な数の銃が存在し、国民１人当たりの銃の数は世界一である。

　2016 年１年間において、銃器関連の事件59,000 件、約15,000 名が死亡しており、警察官が負傷した事件は約330 件、４名以上の負傷者が発生した銃乱射事件（mass shooting）は383 件に上る。

　米国における銃乱射事件（mass shooting）は学校や職場、ショッピングモールやイベント会場など、生活の身近な場所で発生している。大都市のみならず、いわゆる郊外や農村地帯でも発生しており、近年その数は増加傾向であり、解決の糸口が見つからない状況である。

　銃器による死傷者は以前から米国社会では大きな問題となっていた。

1990 年代より軍で用いられる強力な自動小銃が犯罪で用いられるようになり、被害が拡大する傾向となった。1997 年に発生したノースハリウッド銀行強盗事件では、2 名の犯人は銀行強盗後の逃走の際、約 44 分間にわたり軍用の強力な自動小銃を用いて 2,000 発近くの銃弾を乱射した。50 名以上の警察官が拳銃と散弾銃で制圧を試みたが、ケブラー製防弾チョッキを装着していた犯人は被弾しても倒れることなく自動小銃を乱射し続け、最終的に犯人が制圧されるまでに警察 12 名と民間人 8 名が負傷した。この事件で警察は火力不足を痛感し、以後、積極的に軍仕様の自動小銃を採用し、警察の重武装が進んだ。またこの頃より、銃撃戦で負傷した警察官の救急隊による搬送が困難であることが認識された。銃撃戦の現場では安全が確保されていないため、救助や搬送などの救急隊による活動は不可能であるためである。そのため警察官自らが現場で止血などのファーストエイドを実施する必要性が認識され、これが後に事態対処医療とは TEMS(tactical emergency medical support)または tactical medicine として全米に草の根的に広がることとなった。

　1999 年に発生したコロンバイン高校銃乱射事件では、2 名の高校生の犯行による銃の乱射で、12 名の生徒と 1 名の教師が射殺され、重軽傷者は 24 名に上った。この事件では最初の通報から 40 分間、警察や救急隊は事件の発生した建物に入らず、負傷者の救助が行われなかった。警察特殊作戦部隊 SWAT(Special Weapons and Tactics)の到着を待ってから建物の中に入ったときには既に犯人は自殺していた。この事件ののち、銃の乱射事件が発生した場合は、警察特殊作戦部隊 SWAT を待たずに、速やかに現場の警察官で脅威の制圧を試みるようになった。

　銃乱射などによる大量殺傷型事件での対応は、警察、消防、救急隊を中心として多くの機関や人員がかかわることになる。警察は犯人の逮捕と制圧、証拠の保全、現場の安全確保を目指す。他方、消防・救急隊は負傷者の人命救助を目指し、現場での応急処置と搬送を目指している。これら 2

つの活動を両立することは、実は極めて困難である。周囲の安全が確保されていない危険な状況では、平時の救急医療とは異なる倫理や行動規範、医学的判断が必要であり、このような特殊な状況で実践する医療として事態対処医療TEMS(tactical emergency medical support)が確立されてきた。

Ⅱ 事態対処医療 TEMS と戦術的戦傷救護 TCCC

戦術的戦傷救護 TCCC(tactical combat casualty care)とは、戦場における医療のガイドラインである。1996 年米国特殊参戦司令部の軍医(眼科医)であるフランク・バトラー大佐によって提唱され、2001 年からのアフガニスタン紛争・イラク戦争を通じて発展してきた。TCCC とは、一般兵士や衛生兵(combat medic)によって提供され、戦闘区域での応急処置を含む一連の戦術的戦傷救護活動である。わが国の自衛隊でも TCCC に基づく活動が普及している。

時として事態対処医療 TEMS と戦術的戦傷救護 TCCC は混同されることがあるため、両者の相違点を整理した(**表**7)。

表7 TEMS と TCCC の相違点

事態対処医療 TEMS	戦術的戦傷救護 TCCC
法執行機関が担い手	軍が担い手
市民社会の保護	市民社会の保護
救助が使命	索敵と殲滅
容疑者への配慮	敵の捕獲
許容されない犠牲者	許容される損害率
現場で速やかな救急処置が求められる	

組織の特性や役割の違いはあるが、事態対処医療 TEMS、戦術的戦傷救護 TCCC いずれも銃弾が飛び交い、混乱と緊張の現場において、1 人でも

多くの負傷者を救命するために、現場で速やかな救急処置、具体的には止血術と迅速な脱出が求められることが共通事項である。

Ⅲ ハートフォードコンセンサスとは

2012年コネチカット州ニュータウンで発生したサンディフック小学校銃乱射事件では犯人が自動小銃を乱射し、26人（児童20人、教員6人）が命を落とした。この亡くなった26名の中には、現場でターニケットなどを用いて現場で止血措置を実施すれば救命できた可能性のある傷病者もあったとされている。

2013年4月、サンディフック小学校の近隣にあるコネチカット州ハートフォード市で会議が行われた。米国外科学会が中心となり、外傷外科医、連邦捜査局、消防・救急隊、米軍、行政機関の代表や有識者が集まり、銃乱射や大量殺傷型事件で生まれる犠牲者の救命のための方策について共同声明が発表された。このハートフォードコンセンサスでは合計4回の共同声明が発表された。第1回目（2013年4月2日）、そして第2回目（2013

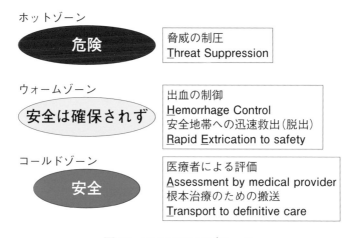

ホットゾーン
危険
脅威の制圧
Threat Suppression

ウォームゾーン
安全は確保されず
出血の制御
Hemorrhage Control
安全地帯への迅速救出（脱出）
Rapid Extrication to safety

コールドゾーン
安全
医療者による評価
Assessment by medical provider
根本治療のための搬送
Transport to definitive care

図12　THREAT アプローチ

年7月11日)には警察、消防、医療などの各機関がどのような役割で活動するかが議論され、**図 12** の THREAT アプローチが提唱された。

T：脅威の制圧(Threat suppression)

現場において犯罪者や銃器を迅速に制圧し、できる限りの安全を確保する。これにより新たに負傷者を発生させないことにつながる。

H：出血の制御(Hemorrhage control)

致死的な外出血を認識し、早期にターニケットなどで止血処置を実施する。

RE：安全地帯への迅速救出(脱出)（Rapid Extrication to safety）

危険区域(ホットゾーン)から負傷者を、より安全な区域(ウォームゾーン、コールドゾーン)へ迅速に退避させる。

A：医療者による評価(Assessment by medical provider)

医療者による専門的かつより高度な評価を行い、病態・重症度・緊急度の適切な判断を病院前より開始する。

T：根本治療のための搬送(Transport to definitive care)

手術や集中治療など、決定的な外傷治療ができる医療機関へ速やかに搬送する。

ホットゾーンは危険区域であり、火力・武力が中心の場である。自分を守る術をもたない医療がかかわる余地はない。

ウォームゾーンは準危険区域である。激しい銃撃戦や爆発こそ発生しないが、現場の安全は確保されず、戦闘に巻き込まれる可能性がある区域で

31

ある。ここで実施できる医療行為はターニケットなどを用いた出血の制御のみである。トリアージも実施する余裕はない。

　コールドゾーンは安全区域ではない。あくまでもホットゾーン（危険区域）、ウォームゾーン（準危険区域）と比較して、想定的に銃撃戦や爆発などに巻き込まれる危険性が相対的に低いという状況である。

　第3回目（2015年4月29日）、そして第4回目（2015年7月11日）には現場における迅速な止血措置の重要性が明記された。

　銃乱射や大量殺傷型事件の負傷者の状況は、イラク・アフガニスタン戦争における負傷者の損傷と類似しているため、前述した戦術的戦傷救護TCCCのガイドラインが、ハートフォードコンセンサスにおいて参考とされた。銃器や爆発物の飛来物などで鋭的外傷として大腿動脈のような四肢の大血管が損傷されると大量出血で、3～5分で出血死する。ホットゾーンやウォームゾーンで負傷した警察官や市民がこのように大血管の損傷による出血を負った場合、直ちに現場でターニケットなどを用いて止血措置をしなければ救命が困難である。救急隊は安全が確保されるまでホットゾーンやウォームゾーンに入ることは不可能であり、救急隊の到着を待つまでに失われる命がある。

　そのため、現場での救急活動は古典的なABCアプローチではなく、大量出血への対応を気道管理より優先させたMARCHアプローチが採用されている。

MARCH アプローチ

M：大量出血	Massive hemorrhage
A：気道管理	Airway
R：呼吸管理	Respiration
C：循環管理	Circulation
H：体温管理・頭部外傷	Head injury/Hypothermia

　繰り返しになるが、大腿動脈のような大血管損傷では３〜５分で失血死するため、大量出血の制御を優先させることが救命のために重要になることがハートフォードコンセンサスで明確に位置づけられた。

Ⅳ　銃乱射・大量殺傷型事件で身を守るべき行動

　銃乱射や大量殺傷型事件が多発する米国では、ハートフォードコンセンサス以外にもさまざまな身を守るべき行動が提唱されている。

　もし街の中で銃撃や爆発に遭遇したら？
①その場に伏せる（銃撃や爆発が発生したら「必ず伏せる」）
②自分の中で「いち、に、さん」と数える（３カウントルール）
③その場から迅速に逃げる

　この３つの動作が命を守ることになる。これは Hostile Environment Awareness Training（H.E.A.T.®）をはじめ多くのセキュリティ訓練の中で強調されている。
　①では、爆発で飛散した破片に身体を曝露する面積を最小限にすることが期待される。②では、３カウント数えることで冷静な自分を取り戻すことができる。また長時間伏せていると狙われる可能性がある。一般に銃で狙いを定めるためには４秒必要とするといわれている。したがって、③もまた重要である[1]。

　従来では、凶行に及ぶ犯人やテロリストに襲われたらどう対応していたであろうか？　動かず、その場で隠れる、あるいはおとなしく犯人の言うことに従う、ことが安全であると考えられてきた。しかし 1999 年のコロンバイン高校銃乱射事件では犯人はこのことを知って、図書館などで隠れ

ていた無抵抗の高校生に対して銃口を向けている。多くの事件においても犯人・テロリストは殺戮そのものを目的としているため、従来の方法では犠牲が大きくなることが指摘された。

　2012年にテキサス州ヒューストン市は、アメリカ合衆国国土安全保障省からの資金協力を得て、銃乱射事件に遭遇した場合、どう対処すべきかを解説した動画を制作した。「逃げろ、隠れろ、戦え。無差別銃乱射から生き残る　RUN. HIDE. FIGHT. Surviving an Active Shooter Event」というタイトルの動画では、銃乱射事件に遭遇したときに行うべき行動として3つの行動を挙げている。本動画ではビジネスオフィスに突然銃を乱射して侵入した犯人に対してどのように行動して生き残るかが描かれている。

> RUN 　　：何事においても最優先すべきであり、他人に反対されても「逃げる」
>
> HIDE 　：逃げる手段がない場合に犯人に見つからないように「隠れる」
>
> FIGHT ：逃げられず隠れられない状況で、犯人が向かってくる場合は「戦う」

　本動画公開の反響は大きく、その後、学校や医療機関で同じ状況になった場合の動画も作成された。他方、最後のFIGHT「戦う」については一部の専門家から危険性を指摘する声もあるが、無差別銃乱射の多くが単独犯で行われていること、警察までの到着に時間がかかること、などによりやむを得ないものと考えられている。

　参考までに英国では国家警察長委員会が作成したものに次のようなものがある。銃器や爆発物などの武器を用いた事件に遭遇したら、

逃げなさい	RUN
隠れなさい	HIDE
通報しなさい	TELL

●おわりに

　銃や爆発物による死者がほとんど見られない日本にとって、今回紹介した内容はすぐに受け入れられるものではないと思われる。

　しかし、国際化の中で多くの日本人が海外で活動する中、時に事件・事故などで死傷する機会も増え、2020年には東京オリンピックを控えてテロ対策の重要性が強調されている。その中で救急医療にかかわる医療従事者も、銃乱射や大量殺傷型事件において自身を守るために継続的な努力が必要であると思われる。

（永田　高志）

● 参考文献

1) Crisis Management Group : H. E. A. T.® 訓練.

3 大量殺傷型テロに対する手技

1 ターニケットの使い方・外し方

■ ターニケット使用の意義

　動脈の活動性出血による大量出血は、短時間で致死的となる。救命のためには、一刻も早い確実な止血が必要となる。

　止血の基本は直接圧迫止血法であるが、動脈の活動性出血の場合は、直接圧迫では困難な場合が多い。特に深部組織からの活動性出血は止血困難となる。そのような場合は、間接圧迫止血法が有用である。間接圧迫止血法とは、損傷部中枢側の動脈を圧迫して止血する方法である。一般的には、動脈が皮膚の真下近傍を通る腋窩動脈、上腕動脈、尺骨動脈、橈骨動脈、大腿動脈、膝窩動脈を圧迫することにより止血する方法である。

　しかし、長時間的確に圧迫し続けるのは困難なので、搬送に時間を要する場合は、三角巾などを用いた止血帯緊縛法がとられる。止血帯緊縛法の場合は、組織を動脈も含めて締め上げるので、動脈の走行は考慮する必要がなく、損傷部から手のひら1つ分（5～8cm）中枢側の部位に巻くことになる。この止血帯緊縛法を進化させたものがターニケットである。

　ターニケットはアフガニスタン紛争・イラク戦争で米軍において TCCC（戦術的戦傷救護）として使用され、その有効性が証明され、その後 TEMS（事態対処医療）の中に含まれた。現在では、"STOP THE BLEED" というホワイトハウスキャンペーンとして、民間レベルまでその使用が広がっている（https://www.bleedingcontrol.org）。一般の人でも、確実な止血が可能ということで、米国では AED の脇にターニケットが置かれている（**図13**）。

STOP THE BLEED キャンペーン

米国ホワイトハウスが発表したキャンペーン。
米国市民が、バイスタンダーとして止血帯やガーゼ等を用いて適切な止血が実施できるよう啓発するもの。
自家用車やガレージ、キッチンなどの身近な場所に出血制御キットを備えつけることを推奨している。

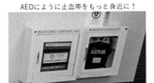
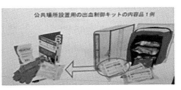

図13　BLEEDING CONTROL ORG

Ⅱ　ターニケットの種類

　ターニケットの種類は製造会社により数種類ある。アフガニスタン紛争・イラク戦争で使用されたのが、Combat Application Tourniquet（CAT®）である。いくつもの戦場で使用され、改良がなされ、現在のもの（平成27年）は、第7世代となっている。このほかには、the SOF® Tactical Tourniquet（SOF® TT）や救急止血帯MATレスポンダー（MAT Responder®）がある。いずれも締め上げ式である。

Ⅲ　ターニケットの使い方

1・適応になる出血部位

　ターニケットは四肢からの出血の制御に使用する。頭部、頸部、体幹、ジャンクション部分（体幹と四肢の結合部で、腋窩、鼠径など）には使用できない。ジャンクションに関しては、専用の止血器具がある。動脈性出血がターニケットの適応であるが、静脈性出血でも使用を考慮してもよい。小児に対してはエビデンスがないので使用しない。

2・適応のタイミング

　テキストによっては、直接圧迫止血法を試みても止血困難の場合、ターニケットを適応とすると記載されているものもあるが、できるだけ早期に使用するというのが重要である。「あれこれやったけど止血できないので使用した」というのは、その間に大量出血したということであるので、ある程度の動脈性出血を認めた場合は、迷わず最初からターニケットを使用するということがポイントとなる。秒単位の即決が傷病者の命を救うことを肝に銘じる。

3・注意点

・血圧低下は既にショックが進行している。早期に装着する
・感染防止
・使用部位は四肢
・結合部は使用できない
・日常救急でも従来法でダメなら躊躇なく
・静脈性出血でも使用を考慮
・小児に対してはエビデンスがない

4・ターニケット装着の方法

　ここでは、Combat Application Tourniquet（CAT®）（**図14**）の実際の使用方法について述べる。
　まず、CAT®の構造をよく理解しておくことが必要である。

a. Combat Application Tourniquet (CAT®)

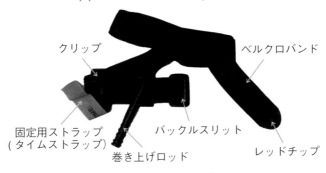

図 14　CAT®

　CAT®（キャット）は、米軍によって開発された止血帯で、バンド、バックル、ロッド（巻き上げ棒）の基本構造から構成される。特徴は、バンドをバックルスリットに通してループにすることにより、片手で装着することができることである。自分自身で反対側の腕に装着することも可能であり、ケガをした本人が、自身で止血をすることを可能にしている。

　下腿部からの活動性動脈出血への CAT®装着（両手法）の手順を示す。
　①まずは周囲の安全を確認する。危険であれば、傷病者を安全な場所まで移動させる。これは二次災害を防ぐためである。
　②全身を大まかにみて活動性出血の有無をみる。大出血の有無の確認は、ABC に優先される（参照：「MARCH」32 頁参照）。
　③止血が必要な出血を認めた場合は、止血操作に入る前に、自分自身の感染防御をする。ゴーグル、マスク、手袋は装着したいところであるが、持ち合わせがない場合は、周辺の物（ビニール袋などを用いた手指の防御など）を利用して、可能な限りの感染防御を行う。もちろん、ここに時間を割いてしまっては、本末転倒になってしまうので、可及的速やかに行う。
　④下腿部に活動性出血が認められれば、創部を露出する。ターニケットは可能な限り皮膚に直接巻くため、露出が必要となる。やむを得ず衣服の

上からターニケットを巻く場合は、衣服に携行物が含まれてないか確認する。例えば、ポケットに携行物が入っており、その上から巻いた場合は、効果が半減する。

　⑤損傷部（出血部位）から、5〜8cm（手のひら1枚分）中枢側に、CAT®を装着する。次に、バンドの先端（赤い部分）をバックルスリットに通して、バンドを反転させ、CAT®が巻かれた状態にする（CAT®は、片手法で行う場合は、ループ状になっているため、足先からくぐらせて損傷部の中枢側まで引き上げることになる）。

　⑥巻く部分が関節にかかる場合は、関節を超えて関節の上方数cmに巻く。関接に巻いても止血効果は得られない。例えば、下腿部からの出血で、出血部位から5〜8cmがちょうど膝関節にかかる場合は、膝関節の上方数cmの大腿部へターニケットを巻くことになる（図15）。従来の緊縛法では、骨が2本ある部位（前腕、下腿）は、骨が1本の部位（上腕、大腿）に比べ止血効果が低いといわれていた。その理由は緊縛しても骨間動脈が止められないというものであったが、このターニケットに関しては、効果に差がないとされている。

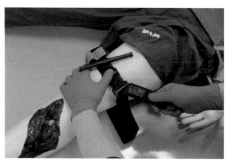

図15（文献1）

　⑦位置を確認したら、バックル部分で反転したバンドを締め上げて、ベルクロ（マジックテープ）部分で固定する（図16）。この最初のベルクロ固定のときに、適切に巻かれているかチェックする目的で、バンドと皮膚の間に指を入れてみる。もしも、指が3本入るなら、それは緩過ぎるとい

40

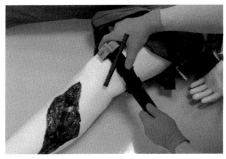

図16（文献1）

うことで巻き直しをする。

　⑧適切なテンション（緊張）で巻かれていることを確認したら、ロッド（巻き上げ棒）を回転させる（**図17**）。ロッドを回転させることにより、バンドループがさらに締め上げられる。ロッドは、出血部位からの出血が止まるまで回転させる。通常2～3回転が必要である。止血が得られたら、ロッドをクリップに引っかけて固定する（**図18**）。そして、血流が完全に遮断されているか確認するため、末梢動脈（上肢であれば橈骨動脈、下肢であれば足背動脈）が触れなくなっていることを確認する。

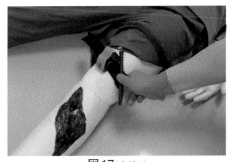

図17（文献1）

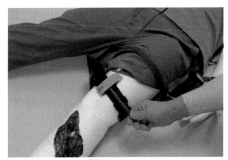

図18（文献1）

　⑨ロッドを3回回しても、止血が得られない場合は、ロッドをもう1回転させる。それが不可能あるいはそれでも止血が得られない場合は、もう1本別のCAT®を中枢側に並べてもう1本巻いて締め上げる。

　⑩止血が確認されたら、あまったベルクロバンドを台座のマジックテープ

41

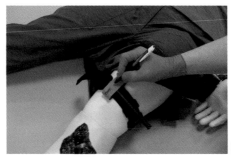

図19 (文献1)

に固定して、タイムストラップを留め、締め上げの時刻を記入する（図19）。
ターニケットは、駆血していることがわかるように、露出しておく。

　⑪一度巻いて止血が得られた CAT® は、何があっても緩めてはいけない。
従来の緊縛法では、40分おきに緩めて血流を再開させるという方法もあっ
たが、CAT® では、再出血を避けるため、病院に着くまで決して緩めては
いけない。時々止血されているか、緩んでいないかをチェックする。移動
により緩む可能性がある。

CAT®のポイント

- 圧迫でダメなら迷わず CAT®
- 創より手のひら1つ分中枢で巻く
- 止血され、末梢拍動がなくなるまで巻く
- 止まらなければもう1個追加
- 駆血時間を明記：ターニケット自体あるいは体表
- 駆血肢は露出しておく
- 駆血後の疼痛は効果的な証拠でもある
- 駆血が弱いと ✗
  ➡四肢の腫脹、コンパートメント症候群、出血の増加

5・CAT®以外のターニケットの特徴

a. SOF® Tactical Tourniquet(SOF® TT) (図20)

　SOF(ソフ)の特徴は、バックルの部分が離脱着可能というところである。SOF は金具で容易にループを解除できるので、その部分で巻くことができる。CAT®の片手法のように、ループを手先、足先からくぐらせる必要がないため、バンドが汚染されない、手足の先が見えなくても巻けるという利点がある。

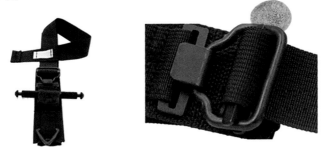

図20　SOF® TT

b. 救急止血帯 MAT レスポンダー(MAT Responder®) (図21)

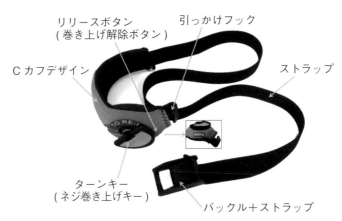

リリースボタン
(巻き上げ解除ボタン)

引っかけフック

C カフデザイン

ストラップ

ターンキー
(ネジ巻き上げキー)

バックル＋ストラップ

図21　MAT Responder®

MAT(マット)は、巻き上げ棒の代わりにターンキーを回すことにより締め上げることができる。また、リリースボタンを押すことにより解除できる。しかし、片手での操作は難しく、Cカフデザイン部分がかさばるので、携行用個人装備には適さない。

Ⅳ ターニケットの外し方

1. ターニケットは病院に到着するまで決して緩めないことが大原則である。
2. 病院でも解除に伴う急変に対応できる準備がある場所(初療室、手術室など)でターニケットを外す。
3. ターニケットを外す手順を示す。

①搬入前に準備する医療資器材：再灌流障害による心停止(高カリウム血症)を含んだ急変に備え、心電図モニター、除細動器および高カリウム血症に対する薬剤を準備する。手術器具に関しては、血管確保、止血のできる器具(血管クランプなど)を用意する。必要なら血管外科をコールしておく。

②病院搬入時、救急隊からターニケットの装備時間とそのときの状況を聴取する。

③ターニケットを外す前に、末梢静脈の確保(16G、2本以上が望ましい)し、輸液を開始する。輸血を準備、必要なら開始する。まずはプライマリーサーベイにより安定化を行う。

④創部においては、止血効果を確認する。止血不十分であれば、追加のターニケット(CAT®もしくは空気止血帯)を中枢側に装着する。

⑤ターニケットは、いきなり外すのではなく、まずは圧力調節可能な空気止血帯へ交換する。初療室に空気止血帯がない場合は、手術室から調達する。

⑥空気止血帯を装着してからターニケットを外す。その後、空気止血帯の圧を徐々に下げていく。減圧に前後して、出血責任動脈を同定し止血操作を行う。

⑦すべての手技は、厳重な呼吸・循環モニタリングのもとに行うのは言うまでもない。

Ⅴ ターニケットの合併症

①最も顕著に、必ず出現するのが痛みである。痛みは非常に強いものであり、場合によっては、傷病者から解除してほしいとの訴えがあるかもしれない。その際には、傷病者にターニケットの必要性を説明する。決して訴えに従って、緩めてはいけない。

②その他の合併症としては、神経麻痺、血栓、コンパートメント症候群、筋肉壊死が挙げられる。これらの合併症は2時間以内であれば問題にならないとされている。

③合併症の発現率は、装着時間によって違うが、94例の使用経験では、急性腎不全3例（2.7％）、コンパートメント症候群2例（1.8％）、神経麻痺5例（4.6％）、静脈血栓塞栓症9例（8.2％）と報告されている[3]。

④解除時の合併症として再灌流障害がある。よって再灌流障害が生じても、対応できる場所で解除することが重要である。

Ⅵ ターニケットのエビデンスレベル

重度の四肢の外出血に対する止血帯ターニケットの使用に関して、ILCOR（International Liaison Committee On Resuscitation：国際蘇生連絡委員会）、JRC（Japan Resuscitation Council：日本蘇生協議会）は下記の指針を示している。

ILCOR は、『標準的な止血法(止血ドレッシング含む)でも重度の外出血を止血できないときには、止血帯ターニケットを使用することを提案する(弱い推奨、非常に低いエビデンス)』を示している。JRC 蘇生ガイドライン 2015 においては、ILCOR を受けて、『訓練を受けた者は、標準的な止血法によっても、重度の四肢からの出血を止血できないときは、止血帯を使用することを提案する』としている。しかしながら、ボストンマラソン爆弾テロ事件以降、世界中でターニケットの効果は証明されており、2020 年版では、さらに強い推奨に変わると思われる。

Ⅶ　ターニケット使用の法的根拠

　ターニケットを用いた止血は医行為であるので、医師法第 17 条(医師でなければ医業をなしてはならない)に抵触するが、救急救命士は、救急救命処置範囲として認められている。また、救急隊員および准救急隊員は、応急処置として認められている。問題は、消防隊員や救助隊員などの非医療従事者である消防職員であるが、厚労省の見解としては、非医療従事者であっても下記の 2 つの条件を満たす場合は医師法違反にならないとしている。

1 . 傷病者の状態その他の条件から応急処置を施さなければその生命が危険
2 . 使用者が、以下の内容の講習を受けていること
　①止血に関する解剖、生理および病態生理について
　②止血法の種類と止血の理論について
　③ターニケットの使用方法および起こりうる合併症について

（小井土雄一）

● 参考文献

1 ）関根康雅, 根本　学：特殊な止血法(止血帯止血法). やさしく学ぶ応急手当　止

血の方法, 山本保博（監）, pp80-87, ぱーそん書房, 東京 , 2019.

2）消防庁：テロ災害等の対応力向上としての止血に関する教育テキスト. 2018. 3.

3）Scerbo MH, Mumm JP, Gates K, et al : Safety and Appropriateness of Tourniquets in 105 Civilians. Prehosp Emerg Care 20(6)：712-722, 2016.

2　SALT(トリアージ)

●はじめに

　本稿では、大量殺傷型テロにおけるトリアージとして、SALT トリアージ (Sort Assess Lifesaving interventions and Treatment/Transport Triage；SALT Triage)を紹介する。

　トリアージについてはさまざまな方法があり(**表8**)、日本では主に、1 次トリアージとして START 法が、2次トリアージとして PAT 法が汎用されており、MCLS でも主なトリアージとしてこれらのトリアージを紹介している。

　ただ、START 法について、オーバートリアージが多いという正診率の低さが問題視されている[1)-3)]。平時の救急であれば、オーバートリアージは容認されるが、これは少数の傷病者に対する対応であって、多数の傷

表8　トリアージの種類

1次トリアージ (主に生理学的評価による振るい分け)
1. START(Simple Triage and Rapid Treatment)(日本で汎用されているトリアージ) 2. Homebush Triage Standard 3. Care Flight Triage 4. Triage Sieve 5. Sacco Triage Method(STM) 6. CESIRA Protocol 7. MASS Triage 8. Military Triage/NATO Triage 9. SALT system
2次トリアージ (スコア化もしくは詳細な観察による順位付け・精度向上)
1. SAVE 2. Triage Sort 3. Sacco Triage Method 4. 理学的解剖学的評価(PAT)法 (日本で汎用されているトリアージ)

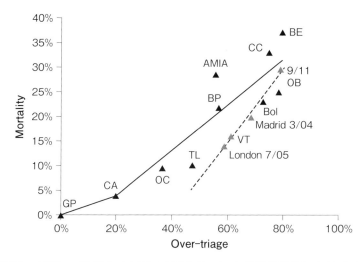

図22　1969〜2005年までの14回のテロによる爆発事件におけるオー
　　　バートリアージと死亡率との関係

GP：ギルフォートパブ、CA：クレイカボンツ、OC：オクラホマシティ、TI：ロ
ンドン塔、VT：バージニア工科大学、BP：バーミンガムのパブ、Bol：ボローニャ、
AMIA：ブエノスアイレス、OB：オールドベイリー、CC：クチ、BE：ベイルート

病者に対してであれば、オーバートリアージの割合が増えると死亡率が上
昇するとの報告もあることから、オーバートリアージも容認されるべきで
はないと考えられる[4)5)]（図22）。

　そうした中、米国では2008年に医師会(the American Medical Association)
や救急医学会(the American College of Emergency Physicians)など10の
団体、組織が中心となって、コンセンサス委員会を立ち上げ、世界で使用
されている10種のトリアージについて、正診率を含むさまざまな項目に
ついて検討が行われた。結果は、既存のトリアージには、エビデンスに基
づいた検証の得られたトリアージは存在しないとして結論づけられた。そ
こで、コンセンス委員会は、それまでに得られたさまざまなトリアージ
の科学的根拠をもとに、以下に掲げる基本コンセプトをもとに、新たに
SALTトリアージを作成し、米国におけるスタンダードのトリアージとす

るよう提唱した[6]。

SALT トリアージの基本コンセプト

1. 簡単で、覚えやすい
2. 多数傷病者を同時に迅速にグループ分けする
3. 早期に救命処置を行う
4. 傷病者の分類は、利用可能な資源に基づいて判断する
5. すべての災害に使用できる(All Hazards)
6. すべての年齢に使用できる(All Populations)

I SALT トリアージとは

　SALT トリアージは、トリアージにおける4つの主な行動[Sort(分類)、Assess(評価)、Lifesaving interventions(緊急救命処置)、Treatment/Transport(治療 / 搬送)]の頭文字をとって命名されている。
　その主な特徴は、
・特定の手技や、Glasgow Coma Scale(GCS)のような専門的な評価などを要しないため、簡単に実施でき、覚えやすく、すべての災害の種類に適応できる
・バイタルの値などを評価に使用しないため、小児から成人まですべての年齢層に使用できる
・多数の傷病者に対して、まずは大まかな分類を行った後に、その分類の緊急度・重症度の高い方から評価を行う
・生命にかかわる救命処置を速やかに実施させ、その後に現有の医療資源などの供給能力を踏まえるなどして、カテゴリー分けをする
ことなどである。
　SALT トリアージの具体的手順を以下に記す(図23)。
　主な手順は、はじめに Global Sorting(集団分類)で、傷病者を大まか

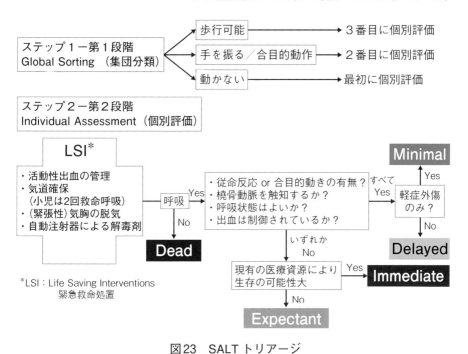

図23　SALT トリアージ

に重症度・緊急度順に応じた集団に分ける[Sort(分類)]。次にそれぞれの集団のうち重症度・緊急度の高い集団から、個々の傷病者に対して Individual Assessment(個別評価)で、速やかに緊急救命処置(Lifesaving interventions；LSI)を行い、その後に Assess(評価)でカテゴリーに分類し、Treatment/Transport(治療 / 搬送)につなげる。

　それぞれのステップについて以下に詳述する。

Ⅱ　ステップ1　Global Sorting(集団分類)(表9)

　Global Sorting(集団分類)の目的は、多数の傷病者の中から、『緊急に治療を要する傷病者を分ける』ことと『緊急に治療を要しない傷病者を分ける』ことである。

表9　Global Sorting（集団分類）

ステップ1：Global Sorting（集団分類）
Action 1
行動：「聞こえる方、助けが必要な方は○○（場所を指定）へ移動してください」 目的：歩行可能な傷病者を分類する 結果：歩行可能な傷病者　→　最後（第3優先）に個別評価を実施
Action 2
行動：「助けが必要な人は、手または足を動かしてください」 目的：歩行不能な傷病者のうち、指示動作可能あるいは目的のある動作のある傷病 　　　者を分類する 結果：歩行不能だが、指示動作可能な傷病者　→　第2優先として個別評価を実施 　　　指示動作不能/動かない　　　　　　　→　第1優先として個別評価を実施
結果
傷病者をIndividual Assessment（個別評価）の優先順位に分類 　　　優先度1：生命の危機あり 　　　優先度2：手足を動かす、合目的動作 　　　優先度3：歩行可能

1・Action 1

　Global Sorting（集団分類）の最初のステップは、『緊急に治療を要しない傷病者を分ける』ことで、

「私の声を聞くことができ、助けが必要な方は、○○（指定した場所）へ移動してください」

と傷病者に呼びかけることによって分類される。これで分けられた傷病者は、少なくとも命令に従え、自ら歩くことができる傷病者であるので、気道や呼吸、循環、神経学的には落ち着いている傷病者となる。結果として、これらの傷病者に対するIndividual Assessment（個別評価）は、優先順位として3番目の集団となる。

　ちなみに、トリアージの目的が、重症者を見つけることであるとしたら、最初のステップとしてはおかしなことに思えるかもしれない。ただ、これらの集団を初めにマネジメントすることは、重症者へより意識を集中する

ことができ、加えてこれらの傷病者が自ら直近の医療機関などへ行ってしまうことを防ぐことで、医療機関のリソースを適切に管理することができるため、重要となる。

　しかし、歩くことのできる傷病者であっても、緊急の治療を要する傷病者が含まれている可能がある。したがって歩くことのできる傷病者に対しても、Individual Assessment（個別評価）が必ず行われなければならない。

2・Action 2

　Global Sorting（集団分類）における続いてのステップは、『歩くことはできないが、指示動作に従える傷病者を分ける』ことで、第1のステップで残った傷病者に対し、

「 助けが必要な方は、手または足を動かしてください 」

と呼びかけることによって分類される。これらの傷病者は、気道、呼吸、循環、神経学的には、単純な指示動作に従える程度には保たれているが、軽度の異常を伴っていたり、筋骨格系の損傷のため歩行ができない傷病者の集団となる。そして、これらの傷病者に対するIndividual Assessment（個別評価）は、優先順位として2番目の集団となる。

　このステップで残った傷病者は、指示動作に従えない動けない傷病者で、『緊急に治療を要する傷病者』集団となる。この集団の傷病者は、重症でかつ緊急度が高い傷病者か死亡している傷病者が含まれる。そのため、これらの傷病者に対するIndividual Assessment（個別評価）は、最初に行われることになる。

3・結　果

　Global Sorting（集団分類）の結果として、 3つの集団に分類され、その優先度の順に、Individual Assessment（個別評価）が実施される。

III ステップ2 Individual Assessment（個別評価）

SALT トリアージの次のステップである Individual Assessment（個別評価）
は、集団から個々の傷病者に対しての行動となり、はじめに緊急救命処置（LSI）
を行い、その後に Assess（評価）を実施しトリアージカテゴリーを割り当て、
Treatment（治療）とTransport（搬送）につなげることである（図 24）。

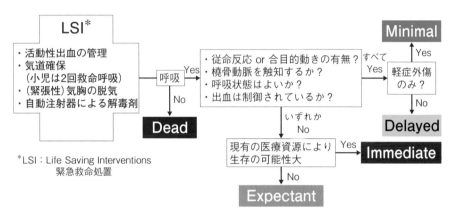

図 24　ステップ 2：Individual Assessment（個別評価）

1・緊急救命処置（LSI）

Individual Assessment（個別評価）の最初のステップは、接触した傷病者
に対して、まず**緊急救命処置（LSI）**を行うことである。傷病者によっては、
緊急救命処置として速やかに実施しなければ生命にかかわるような病態が
あることがある。ただ通常診療の状況で実施される救急・外傷の標準的処
置を、多数の傷病者がいる状況では行うことができない。そこで、トリアー
ジの中で実施するものとして、最低限の医療資源で、救助者が傷病者にと
どまる必要がなく、かつ死亡率や重症化率を低下させる可能性のある 4 つ
の簡単な救命処置を行うこととした。

- ■止血帯を使用するかまたは圧迫止血による、活動性出血のコントロール
- ■呼吸をしていない傷病者に対して
  - ・頭部後屈や下顎挙上、エアウェイの挿入などによる気道確保
  - ・小児であれ、2回の吹き込み（レスキューブリーズ）の実施
- ■緊張性気胸に対する、胸腔穿刺（脱気）
- ■神経剤に対する自動注射器による解毒剤の投与

　これらの緊急救命処置は、適切な機器がすぐに利用でき、救助者の能力の範囲内であって、迅速に（1分未満で）実施でき、救助者が犠牲者にとどまる必要がない範囲の場合のみ実施されるものである。

　なお、大量殺傷型テロの現場では、四肢の離断などで大量の出血を伴う外傷を受傷していることが想定され、緊急救命処置としての止血処置が速やかに行われることが重要となる。

2・Assess（評価）

　緊急救命処置（LSI）の後は、Assess（評価）で患者状態を評価しトリアージカテゴリーを割り当てることである。

　トリアージカテゴリーについては、**緊急（Immediate）：赤**、**非緊急（Delayed）：黄**、**軽症（Minimal）：緑**、**エクスペクタント（Expectant）：灰色**、**死亡（Dead）：黒**の5つのカテゴリーに分類する（**図25**）。エクスペ

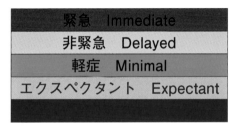

図25　カテゴリー

クタント（Expectant）を除くカテゴリーについては、本邦で汎用されているカテゴリーと同じものとなるため、詳細にあっては省略する（参照：標準多数傷病者対応MCLSテキスト）。

Column 4　エクスペクタント

　エクスペクタント（Expectant）については、本邦では馴染みがないため解説する。このカテゴリーには、極めて重篤な状態で、現有の医療資源を投じたとしてしても救命が困難なものを振り分ける。このカテゴリーは、「最大多数に最良の医療を提供する」というトリアージの概念に基づくと、医療資源の維持や適切な配分の観点からは重要なカテゴリーとなる。ただ、死亡を意味しているわけではないので、医療資源の許す範囲で緩和ケアや蘇生処置を行うこととなる。ちなみに本邦であれば、「限りなく黒に近い赤」、「生命徴候はあるが救命が困難なため黒」といったように、赤や黒にカテゴリー分けされることが一般的である。

　Assess（評価）における最初の行動は、**呼吸の評価**である。気道確保を行っても呼吸をしていない場合、その傷病者は**死亡（Dead）：黒**と判断される。なお、小児については、呼吸停止の原因を反映し、2回の吹き込み（レスキューブリーズ）を試みた後でも呼吸をしていない場合、**死亡（Dead）：黒**と判断される。

　呼吸をしていたら次の評価を行う。

　この評価では以下の4つのポイントを評価する。

- 指示動作は可能か（合目的な動きがあるか）
- 橈骨動脈を触知するか
- 呼吸の状態はよいか
- 出血は制御されているか

　これらのいずれか1つでも異常を認めたなら、その傷病者は生命を脅かす状態を伴っている可能性があると判断される。

　そのうえで、次にさらなる評価を行う。それは、**現有の利用可能な医療資源により生存の可能性**について判断する。

　その結果、生存の可能性が高い場合、その傷病者は**緊急（Immediate）：赤**と判断される。

　逆に、生存の可能性が低い場合、その傷病者はエクスペクタント（Expectant）：灰色と判断される。

　続いて、上記の4つのポイントを評価した結果、いずれも異常を認めなかったなら、その傷病者には生命を脅かす状態はなく安定していると判断され、そのうえで、さらなる評価を行う。それは、軽症外傷のみか否かについての判断である。

　その結果、骨折を伴っているなど軽症外傷のみではない場合は、非緊急（Delayed）：黄と判断され、軽症外傷のみであれば、軽症（Minimal）：緑と判断される。

　なお、軽症外傷のみか否かの判断については、救助者の主観によって判断が分かれる可能性があるが、一般的には、損傷の状態が悪化する、死亡のリスクが高くなるといったようなことがないかどうかが判断のポイントとなる。

●おわりに

　今回、SALTトリアージについて紹介したが、大量殺傷型テロの際に新たにSALTトリアージを導入することを目的として、紹介したわけではない。大量殺傷型テロの現場におけるSTART法の欠点を理解したうえで、また大量殺傷型テロの現場ではいかに早く止血処置を行うかという視点が重要であるということを理解したうえで、本邦ではSTART法が広く普及

していることから、このSTART法をベースとして『緊急救命処置として
の止血処置を速やかに行う』『歩ける傷病者を緑として判断しトリアージ
を終えるのではなく、歩ける傷病者であっても止血処置を速やかに要す
る傷病者がいる可能性がある』ということを前提として活動することが必
要であるということを伝えたいがために紹介した。

　したがって、大量殺傷型テロの現場で、START法にSALTトリアージ
のエッセンスを取り入れた方法でトリアージを行い、より確実に傷病者
を助けるための一助になれば幸いである。

（髙橋　栄治）

●文献

1) Kahn CA1, Schultz CH, Miller KT, et al : Does START triage work? An outcomes assessment after a disaster. Ann Emerg Med 54 (3) : 424-430, 2009.
2) Navin DM, Sacco WJ, McCord TB : Does START triage work? The answer is clear! Ann Emerg Med 55 (6) : 579-800, 2010.
3) de Ceballos JP1, Tur? gano-Fuentes F, Perez-Diaz D, et al : 11 March 2004 ; The terrorist bomb explosions in Madrid, Spain--an analysis of the logistics, injuries sustained and clinical management of casualties treated at the closest hospital. Crit Care 9 (1) : 104-111, 2005.
4) Frykberg E : Medical Management of Disasters and Mass Casualties From Terrorist Bombings ; How Can We Cope? J Trauma 53 : 201-212, 2002.
5) Frykberg E : Triage ; principles and practice. Scand J Surg 94 (4) : 272-278, 2005.
6) Lerner EB, Schwartz RB, Coule PL, et al : Mass Casualty Triage ; An Evaluation of the Data and Development of a Proposed National Guideline. Disaster Med Public Health Preparedness 2 (Suppl1) : S25-S34, 2008.

●はじめに

大爆発による損傷は身体のさまざまな器官に影響を及ぼす。また1次爆傷～4次爆傷により多くの器官に損傷をきたす(**表10**)。

表10　爆発による損傷の概要

聴覚器	鼓膜破裂、耳小骨破壊、蝸牛損傷、異物、耳介損傷
視覚器、眼窩、顔面	穿通性眼球損傷、異物、空気塞栓、骨折
呼吸器	爆傷肺、血胸、気胸、肺挫傷および出血、動静脈瘻(空気塞栓の原因)、気道上皮損傷、誤嚥性肺炎、敗血症
消化器	腸穿孔、出血、肝臓または脾臓の破裂、敗血症、空気塞栓による腸間膜虚血
循環器	心筋挫傷、空気塞栓による心筋梗塞、ショック、血管迷走神経性低血圧、末梢血管損傷
中枢神経損傷	脳震盪、閉鎖性および開放性脳損傷、脳卒中、脊髄損傷、空気塞栓症
腎障害	腎挫傷、裂傷、横紋筋融解症・低血圧・循環血液量減少による急性腎不全
四肢外傷	外傷性切断、骨折、圧挫損傷、コンパートメント症候群、熱傷、切創、裂傷、急性動脈閉塞、空気塞栓

Ⅰ　爆傷肺(Blast lung injury)

肺は空気を多く含有する臓器で、外表上に明らかな胸部外傷がないにもかかわらず、致死的となる呼吸器の病態が知られており、爆傷肺(Blast lung injury)と呼ばれている。本病態は死亡率が高く、即死を免れた患者における死因の第1位である。

病態としては爆発による圧力の急激な増減や、圧力波に伴う剪断力によ

り肺胞、血管が破壊され、肺挫傷や肺裂創となる。肺胞が破壊され空気が肺内にとどまれば外傷性肺嚢胞を、胸腔に至れば気胸を、血管内に侵入すれば空気塞栓をきたす。血管が破壊され肺胞内に出血すれば肺胞出血が、気管・気管支内に出血すれば気管内出血（喀血）が、胸腔に出血すれば血胸が生じる。また血管透過性が亢進し肺水腫をきたす。病理学的に認められる肺損傷は点在病変から集密的な病変、肺全体の病変までさまざまである。また、気胸、血胸や肺水腫などの病変が両側性に認められることがある。

　多くの患者で早期から自覚症状が出現し、呼吸困難・咳・喀血・胸部不快感を訴える患者は爆傷肺を念頭に置く。胸痛を訴える患者は、空気塞栓症による心筋梗塞や狭心症の可能性もある。重篤な症例では無呼吸、徐脈、血圧低下をきたし「爆傷肺の臨床的三徴」として知られている。

　胸部 X 線で特徴的な「蝶形陰影 butterfly shadow」のパターンを認める。受傷機序や症状所見より爆傷肺が疑われるすべての患者に胸部 X 線撮影が推奨される。全身麻酔または航空輸送が適応となる患者で胸部 X 線撮影ができない場合は、予防的胸腔ドレナージが推奨される。特徴的な臨床パターンは、進行性の低酸素症を伴う急速な呼吸器症状の悪化であり、高濃度酸素による人工呼吸の必要性がある。

　爆傷肺の管理は急性呼吸窮迫症候群（acute respiratory distress syndrome；ARDS）と同様、肺保護戦略が必要で、①低 1 回換気量（6mL/kg）（lower tidal volume ventilation）、②吸気プラトー圧 ＜ 30 cmH$_2$O を目標、③吸気プラトー圧の制限を優先し、そのためには高炭酸ガス血症を容認する（permissive hypercapnea）、④呼気終末陽圧（positive end-expiratory pressure；PEEP）は呼気終末における肺胞の虚脱を防ぐためのレベルに設定が推奨される、という報告がある。

II 腹部外傷

　ガスを含む消化管は、1次爆傷の影響を受けやすく爆発による腹部外傷は重大な死亡原因となる。腸穿孔、出血（小さな点状出血から大きな血腫に及ぶ）、腸間膜損傷、実質臓器裂傷、精巣破裂などを引き起こす。壁が薄くかつ空気を多く含有する結腸は、最も頻度が多い。腸間膜損傷や空気塞栓による腸管虚血壊死が起こりうる。腸管虚血や敗血症では症状の発現が遅れる場合があるので注意する。

　腹痛、悪心・嘔吐、吐血、直腸痛、下痢、精巣痛、原因不明の血液量減少や急性炎症徴候は、腹部外傷の可能性を念頭に置き検査を行う。経時的に圧痛、腸蠕動音の減弱、反跳痛、腹壁緊張など腹膜刺激症状について観察する。単純腹部X線検査、腹部超音波診断検査（focused assessment with sonography for trauma；FAST）、コンピュータ断層撮影CTスキャンにてフリーエア・原因不明のイレウス・腹腔内出血・実質臓器損傷や血腫・腹腔内膿瘍を診断する。適切なタイミングで外科的治療（止血、切除など）や放射線治療［経カテーテル的動脈塞栓術（transcatheter arterial embolization；TAE）など］を行う。

III 聴覚器障害

　聴覚器は全身で最も1次爆傷の影響を受けやすい器官である。鼓膜穿孔はほかの器官の損傷に比べわずかな風圧で起こり、最も頻度が多い損傷である。

　鼓膜のみならず繊細な構造を有する中耳や内耳の障害もきたす。風圧や破片の飛散によって耳介損傷や耳介軟骨のデグロービング損傷が頻繁に引き起こされる。鼓膜損傷は突発的な過剰圧力が外耳道に入り、外耳道と鼓室の圧較差により鼓膜を内側に移動させ発生する。軽症の鼓室内出血から

61

鼓膜全体の穿孔まで、さまざまな損傷がみられる。中耳では耳小骨連鎖の破壊が起こる場合がある。鼓膜損傷をきたした症例では、真珠腫性中耳炎をきたし長期間にわたり進行性に中耳や側頭骨の骨破壊をきたしうる。内耳の聴覚および前庭神経損傷も発生する可能性がありうる。これらの病変は、伝導性および感音性難聴、前庭障害、脳神経麻痺、脳膿瘍や髄膜炎などの中枢神経系の合併症を引き起こしうる。

　耳の損傷の徴候は通常、初期評価時に既に存在し、難聴、耳鳴、耳痛、めまい、外耳道からの出血を呈する人は聴覚障害を疑う。生命にかかわる外傷の診断と治療が最優先事項であるため、聴覚障害は後回しにされ放置されることがよくあるので、曝露患者は耳鼻咽喉科専門医師による評価と聴力検査を受けるプロトコルと診療体制が必要である。鼓膜損傷をきたした患者では、真珠腫性中耳炎の合併による骨破壊のリスクがあるため、年単位のフォローアップが必要である。

Ⅳ　四肢外傷

　1次爆傷による外傷性四肢切断は、主に骨幹部離断として起こり、致命的な損傷の指標とみなされる。

　飛散物の損傷による2次爆傷では爆弾の破片、殺傷力を高めるために意図的に埋め込まれた釘、ねじなど、爆発により飛ばされたガラス破片や空中に浮遊したさまざまな物質により損傷される。自爆テロ実施者や爆発物直近の犠牲者の生体構造物、例えば骨片や皮膚片が患者に穿通し体内に残留すれば、2次感染の危険がある（外傷性移植）。飛散する破片は銃創と同様に体内に入るとさまざまな動きをするので、表面からは想像できないほどに軟部組織損傷や汚染が広範囲に及ぶ可能性がある。そのため、たとえ射入口が小さくとも、創はすべて外科的に観察し、洗浄デブリードマンを十分行うことが肝要である。

　開放骨折は汚染されているとみなし、早期の抗生物質治療を行う。建物崩壊による長時間の圧迫は圧挫（クラッシュ）症候群やコンパートメント症候群を起こす可能性がある。潜在的な血管外傷の可能性を常に念頭に置いて診察、検査を行う。手術室で壊死組織切除と創外固定を行い、骨軟部組織の安定化を図る。創は縦方向に切開し十分に観察後、積極的な洗浄と壊死組織および汚染組織の創面切除（洗浄デブリードマン）が重要である。安定した軟部組織床が得られるまで、24〜72時間ごとに洗浄デブリードマンを繰り返し行う。外傷性移植に対して感染予防を考慮するとともに、10年以内の予防接種が明らかでなければ破傷風の予防を行う。

Ⅴ　眼外傷

　眼外傷は、多くの生存者でみられる。眼球に外部から強い圧変化が加わることにより、レンズ、光彩、硝子体や網膜などの眼球内構造物が影響を受け、最悪の場合は眼球が破裂する。また、ガラス・金属・コンクリート・木材の細片が角膜や強膜に穿通性外傷をきたし、異物が眼内にとどまれば眼内異物となる。

　飛散物により顔面や眼窩の骨折や眼周辺の構造物（眼瞼、涙腺、眼窩、視神経）を障害する。多くの場合、損傷は両側性であり、軽度の角膜擦過傷や異物から、広範囲の眼瞼裂傷、眼球破裂、眼内異物、眼窩骨折にまで及ぶ。したがって最小限の不快感から重度の痛みや視力喪失まで、幅広い症状を呈する。眼の刺激または痛み、異物感、視力の低下、出血、眼窩周囲の腫脹または打撲などの症状があれば眼外傷を疑う。たとえ症状がわずかであっても、失明に至る病態が隠されている場合があることを常に銘記すべきである。

　破裂している可能性のある眼球に圧力をかけないことを配慮する。例えば眼を調べるために眼瞼を無理に開ける動作は、眼球に圧をかける危険が

あるため行わない。眼瞼の腫れや血腫がある場合は、眼の検査を延期する。眼にパッチや包帯を直接付けない。プラスチック製または金属製の凸型シールドを使用するか、清潔な紙または発泡スチロールのカップの底を周囲の骨にテープで固定して眼球を保護する。眼内異物が否定されるまではMRIは禁忌である。できるだけ早期に眼科専門医を受診し、詳細な検査を行う。

Ⅵ　脳損傷

　脳や脊髄などの体液で満たされた臓器は、空気を有する臓器と同様、1次爆傷の影響が大きい。イラク・アフガニスタン戦争から帰還した兵士に多くの後遺症が報告されており、1次爆傷とびまん性脳損傷の関連が示唆され、多くの研究が進められている。1次爆傷は、頭部に直接打撃を与えることなく、脳震盪または外傷性脳損傷(traumatic brain injury；TBI)を引き起こす可能性がある。

　症状は身体的、感情的、認知的、行動的な症状および、特に頭痛、易疲労、集中力の低下、嗜眠、抑うつ、不安、不眠症などをきたす。心的外傷後ストレス障害との類似性が指摘されている。

Ⅶ　空気塞栓

　爆傷では空気を有する組織が障害を受けやすい。これらの臓器の損傷により空気が動静脈系に侵入すると空気塞栓をきたす。脳梗塞、心筋梗塞や狭心症、腸管虚血や腸管壊死、失明、難聴、脊髄損傷、または跛行として現れることがある。高圧酸素療法が有効との報告がある。

（本間　正人）

●文献

1 ） The Centers for Disease Control and Prevention. Blast Injuries：Fact Sheets for Professional（https://www.calhospitalprepare.org/sites/main/files/file-attachments/blast_fact_sheet_professionals-a. pdf）(2019.12.20 accessed).
2 ） 一般社団法人日本外傷学会 東京オリンピック・パラリンピック特別委員会（編）：銃創・爆傷患者診療指針 Ver.1. 日外傷会誌 32：1-63, 2018.

●はじめに

　大量殺傷型テロにおいて、世界中で最も多く発生する爆弾や銃火器を用いたE（Explosive）テロは、化学剤（Chemical agents）や、生物剤（Biological agents）を用いたテロとは、病院での対応に異なる点がある。本稿では、Eテロを中心に準備や災害発生時、病院での対応のポイントを示す。

I　準　備

1・災害が発生する前

a. 大量殺傷型テロを意識した計画・マニュアルの作成

　病院における防災・災害マニュアルは地震などの自然災害を想定したものが多く、列車事故などの多数傷病者が発生する局地災害、さらには、大量殺傷型テロを想定したマニュアルを作成している病院は少ない。

　大量殺傷型テロに対応するマニュアル作成のポイントは、既存する防災・災害マニュアルを、まず多数傷病者発生事案対応マニュアルに変更し、次に、後述する大量殺傷型テロにおける特性を意識して追補することである。

b. 検知（放射線）…放射性物質を混入させる dirty bomb を意識した対応

・放射線検知・測定機器（GM 管式サーベイメーターなど）

・金属探知機（銃火器など危険物の持ち込み制限）

　このテロが放射線を含んだ災害であるかの判断は、後述するゲートコントロールでの検知が必要であるが、来院されるすべての傷病者を対象にす

るのではなく、傷病者の一部を検知して判断する。

　一方、放射線が検知された場合は、すべての傷病者の測定を行う必要があるが、dirty bomb では急性障害を生じる高線量の放射線被ばくは考えられないため、放射線科など放射線知識を有する人、部門と連携して環境管理し、傷病者の処置を優先する。

　危険物の侵入を防ぐためには、金属探知機の使用が必要であり、MRI検査時に使用される機器で代用する。しかし、非金属性の爆弾に対しては手荷物検査やボディチェックなどを行う必要がある。

c. 防護具

・通常の爆発の場合、病院での防護は標準防護策で可能
・放射性物質を含む災害の場合は被ばく防護策が必要となる

　外部被ばく防護に対しては、レベルD（標準防護策）の簡易防護服で対応。アラーム機能付きの個人線量計などを用いて活動時間を管理してもよい。

　内部被ばくの防護は、傷病者の体表や服に付着した放射線を帯びた粉塵の吸入に対する防護が必要で、N95マスクや防塵マスクなどで対応。

d. 除　染

　傷病者の体表や服に付着した粉塵などの除染は、脱衣と拭き取りで対応できるため、大きなスペースや特殊な資器材を必要としないが、傷病者の体内に侵入した破片や異物に対しては、除去が必要である。

　除染した物質に対しては、飛散防止などの配慮が必要で、廃棄する場合は、RI（核医学）物質の廃棄に準じた対応、つまり放射線管理区域での対応が必要である。

　ただし、爆傷では止血などの救命処置を優先し、検知や除染に時間をかけてはいけない。

        e. エリア設定・動線

・トリアージ・赤・黄・緑・黒エリア、ゲートコントロールなどを設定する

　安全管理上ゲートコントロールは必須である。各エリアは防災・災害マニュアルに準じた設定でよいが、短時間での多数傷病者来院に対して、拡充できるように設定する。

        f. その他、資器材など

　爆傷では縫合などの処置を行う傷病者が多いため、縫合セットを多数用意する。また四肢切断などによる出血をコントロールするため、ターニケットも多数用意する必要がある。

2・災害が発生した後

　受け入れ準備に時間をかけない工夫や資器材に頼らない工夫が必要である。5S(**表11**)を意識した経時的対応を考慮する。

表11　5S

Space	場所・環境
Staff	人員
Supply	資器材
System	計画・体制
Security	保安・安全

Ⅱ　初期対応

　日本災害医学会のMCLS(Mass Casualty Life Support)標準コースにおける、現場での最先着隊の活動要領である、

『すしあんじょう、ほうようばしょとり』

を病院での傷病者受け入れ対応に応用して初期対応を考える。

通常の多数傷病者対応

> スイッチ入れる：災害（多数傷病者）対応の宣言、院長、事務担当、
> 　　　　　　　　担当者へ連絡
> 指　　揮　　：災害対策本部の設置、災害モードへの切り替え
> 安　　全　　：車両導線、警備増強
> 情報伝達　　：院外からの情報収集、院内・職員間の通信手段
> 　　　　　　　の確保
> 報　　告　　：担当部署への連絡、評価と報告
> 要　　請　　：非番職員の非常参集、ドクヘリ、DMAT 要請、
> 　　　　　　　後方病院確保、搬送手段
> 場所とり（人、場所、物、計画）
> 　　　　　　　：本部、トリアージエリア、診療エリア（赤、黄、緑、
> 　　　　　　　黒）、空床（ICU、一般病棟）

　『スイッチを入れる』のポイントは、傷病者数を意識し、対応する部門（救急部門、一般診療部門、病院全体など）を決定することであるが、確実な情報の入手を待ってからでは、対応が遅れることが予想されるため、早期の判断が必要である。

　その他の項目のポイントは、病院自体は被災していないため、ライフラインなどの安全を考える必要はないが、多数傷病者の来院に対して、人を集めること、物品を集めることが必要であり、前述の5Sを意識して対応する。

　ここまでは多数傷病者の事案に対する病院での初期対応であるが、大量殺傷型テロ災害の場合には、以下の対応が追加される。

大量殺傷型テロ時の対応

スイッチ入れる ：大量殺傷型テロのスイッチ
指　　揮　　　：NBCテロその他大量殺傷型テロ対処現地関係機関
　　　　　　　　連携モデル
安　　全　　　：警備のさらなる増強、ゲートコントロール、検知、
　　　　　　　　防護具、脱衣などの除染
情報伝達・報告：NBCテロその他大量殺傷型テロ対処現地関係機
　　　　　　　　関連携モデルに基づく情報共有
要　　請　　　：後方搬送のための医療チーム、警察・警備員
場所とり　　　：除染エリア、手術室

　『大量殺傷型テロのスイッチを入れる』のポイントは、テロの確定には"犯行声明"や"犯行予告"が必要であるが、"イベント会場での発生""爆発""同時多発"などの情報で、テロを疑い対応すべきである。またこれらの情報は、警察官、目撃者、来院した傷病者などから得られるが、TVなどのマスメディア、SNS・インターネットなどからでも入手できる。テロ災害と判明してからスイッチを入れては遅きに失する可能性が高く、空振りでもよいから早めに前述の5Sを意識して対応する。

　『安全』でのポイントは、まずゲートコントロールを優先的に設定する。

ゲートコントロールの役割

化学テロか爆傷テロの判断。爆傷なら放射線の混入の判断
出入り口の制限
現場からの傷病者のコントロール
不審者の立ち入り制限

　安全管理上、病院がテロに巻き込まれないよう警備・保安体制の強化は重要な課題である。また、化学剤や放射性物質の混入を考慮し、検知・防護・除染を意識した活動が必要である。

『指揮および情報伝達・報告』でのポイントは、「NBC テロその他大量殺傷型テロ対処現地関係機関連携モデル」に基づいて、消防本部を介して、関係機関と密に情報交換・共有できる体制を構築することである。対応しているスタッフに対して、テロの疑いがあることを周知するのは必要であるが、外来患者や入院患者を含め院内全体に周知すべきかどうかは、災害対策本部での検討課題となる。

Ⅲ　その他の対応

1・サージに備える

サージ(Surge)とは、"押し寄せる・殺到する"の意であり、病院で使用する場合は受診者が殺到することと捉える。世界中で発生しているテロ災害において、現場近隣医療施設で起こりうる状況である。サージを起こさないためには、消防と連携した地域での搬送計画が必要であるが、直接来院される傷病者まではコントロールできないため、サージは必ず起こると認識して対応するのが賢明である。

2・『リバーストリアージ』を意識した対応

トリアージを受けた後に救急隊が搬送してくる傷病者が最初に来院するのではなく、事案発生直後に現場から自ら離脱した傷病者(中等症を含む軽症者が主)が、さまざまな搬送手段を利用して直接来院する。それもかなり早期に(現場からの車での移動時間が目安。場合により消防からの連絡以前に来院する可能性もある)、かなりの人数で来院することが予想される。その後、現場でトリアージされた重症者が次々に搬送されてくる。このトリアージの優先順位とは逆に、軽症者が先に来院し、その後に重症者が来院することを『リバーストリアージ』という。『リバーストリアージ』を意識した対応を、前述の5Sを意識して行う。

3・早期に来院した傷病者への対応

　爆傷事案では早期に来院した歩行可能な傷病者であっても、ガラス破片や瓦礫などによる切創・刺創・挫創が多く、処置に時間を要する。また、1次爆傷による爆傷肺や腸管穿孔などの臓器損傷など重症化する可能性がある損傷や、眼科・耳鼻科領域など専門性が高い損傷が存在するため、軽症者は外で待機させ、後で診察し帰宅させる安易な診療とはならない。多数の創処置への対応と、中等症者、軽症者に紛れる重症者の存在を認識して拾いあげる対応が必要となる。

　救急外来や救急処置室だけでは対応することができない可能性が高く、通常の一般外来診療を停止し、そのスペースや人員を災害対応に転用する判断が重要となる。

4・手術室の運営

　爆傷の場合、手術適応(特に整形外科領域での手術適応)となる傷病者が多数存在するため、予定手術の延期などを含め、早期に手術室の確保が必要である。手術室の利用順位の決定に関しては、手術室を管理する麻酔科医師と看護師長および担当医師との協議が必要であり、順位決定のための要因により判断することが必要である。

手術室の運営で必要な項目

1. 施設・資源側の要因　手術室の5 S

    Space　：利用可能な手術室、手術前後の管理をする部屋の有無(術後待機室、病室など)

    Staff　：手術スタッフ(医師、看護師、麻酔科医)、専門医の有無

    Supply：滅菌資器材、専門的資器材・機器の利用可能状況、輸血

> System ：並列・縦列、待機・予備の部屋の確保・運用
> Security：警備、保安、スタッフの安全確保
> 2．傷病者側の要因
> 　　傷病者の数
> 　　傷病者の優先順位
> 　　手術の種類　救命 > 機能 > 美容
> 　　個々の手術・手技の所要時間
> 　　手術、傷病者などの準備の進行具合
> 3．大量殺傷型テロ対応特有の要因
> 　　ターニケットの解除時間を考慮した、手術の順番決め
> 　　緊急止血が必要な場合に備えて、緊急入室可能な手術室の
> 　　準備など

5・多数輸血への対応

　通常の外傷診療では、輸血確保手段・異型適合輸血の事前承認などの大量輸血プロトコール（Massive transfusion protocol；MTP）での対応が必要であるが、爆傷では、短時間に輸血を必要とする多数の傷病者に対応（多数検体の取り扱い、多数血液型判定の手順、院内在庫の流用など）するため、多数輸血対応プロトコール（Mass Transfusion Protocol；MTP）を作成しておくべきである。

6・軽症者および帰宅者への対応

　軽症者への対応は、爆傷特有の病態（眼や鼓膜などの専門性が高い損傷、肺損傷や消化管損傷など遅発性発症の可能性がある損傷）を意識した、問診・診察を行い、軽症者であっても症状がある場合は、胸部 X 線や胸腹部 CT 撮影などの検査は必要である。ただし、サージの時期に検査が可能かは状況判断すべきで、できればサージが終了した時点での撮影を考慮する。

軽症者を帰宅させる場合は、翌日の再受診や眼科、耳鼻科など専門医への受診を勧めることや、救急医療での頭部外傷に対する説明と同様に、時間を経てから症状が出る可能性などを説明する必要がある。さらに、長期的には中枢性障害や心的外傷に注意が必要であり、精神ケアについても説明することが必要である。これらは一定の書式を渡すことで対応できるが、サージの時期に作成することは時間的に困難なため、事前に作成しておけば対応に苦慮しない。

Ⅳ　地域での防災・搬送計画

　テロ災害現場は、安全性が確保できないため救護所の設置は困難である。したがって直近の救命センターなどの病院へいったん傷病者を集中収容させ、適切な応急処置後に他医療施設へ分散させる戦略が必要である。この戦略を「救命センター（病院）の救護所化」という。これは早期の医療対応、病院間交渉による時間短縮、受け入れ人数の融通性など利点はあるが、直近病院の対応能力や後方搬送手段の確保など問題もある。消防や医療機関、医師会や行政などとともに搬送計画を立て、訓練を行う、いわゆる災害を面（地域）で考える対応が必要である。

Ⅴ　化学テロへの対応

　本稿では爆発を想定した大量殺傷型テロに対する病院での対応のポイントを示したが、化学剤による大量殺傷型テロの可能性も考えられるため追記する。
　詳細については、日本災害医学会監修の「MCLS-CBRNE テキスト」と、巻末の東京都から救急告示病院へ通達された「テロ被害患者受け入れ BCP作成手引書」を参照して頂き、ここでは爆傷対応と異なる点を列記する。

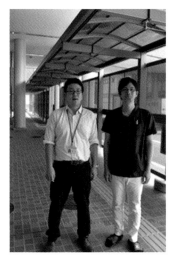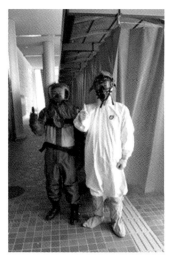

図26　簡易脱衣スペース

・化学剤によるテロの認知：爆発などによらない多数傷病者の存在、または同じ症状を呈する3名以上の患者の来院。

・準備時間：病院の直近でテロが発生した場合、被害患者(高度汚染患者含む)は、10分以内に自力来院する。

・ゲートコントロール：1カ所(病院によっては数カ所)以外のすべての病院入口を閉鎖する。通行可能とした入口の外に病院職員が立ち、テロの現場から来院する患者を院内へ入れない。

・除染：院外で、テロ現場から来院した患者の脱衣と濡れタオルによる露出部分の拭き取りを促す。自ら実施できない患者に対しては、病院職員が脱衣・拭き取りを実施する。その際、患者のプライバシー(特に女性患者)確保のためのスペース(図26)や簡易服を準備する。

・個人防護：院外(屋外)で直接患者に接触しない職員は、通常の標準防護策でよい。自力で脱衣できない患者を担当する職員は、「吸収缶付き面体と耐化学薬品性能のある手袋」(＋可能であればタイベックスーツ)を装着する。

・診療：除染が完了した患者は、院内で診療（解毒剤投与・対症療法など）を行う。

●おわりに

　大量殺傷型テロに対する病院での対応のポイントは、テロ災害が起こるという想定で事前準備し、発災時には、状況に合わせ柔軟に、体制を見直し対応することである。

（嶋村　文彦）

● 参考文献 ●

東京都 救急告示病院 テロ被害患者受け入れ BCP 作成手引書

通常の災害対策 BCP の内容に上乗せして、以下の内容を追加する。

- 特殊災害(CBRNE 災害)対応、テロ対応モードへの切り替え(判断は、救急外来責任者)
  - ➤ 東京消防庁からの緊急通報
  - ➤ 3 名以上の同じ症状を呈する患者の来院
- 事前の計画(特殊災害・テロ対応 BCP)の発動(空振りは容認)
  - ➤ 救急外来責任者は、
    - ＊病院長(または代理者)に連絡し、院内災害対策本部設置を要請する
    - ＊院内への周知・伝達
      - 全館放送を用いて行う際には、院内の患者さんに一定の配慮が必要
      - プロトコール名で周知(院内のスタッフのみ分かるコールで周知)
    - ＊予め指定された事務職員(または防災センター職員)へ連絡し、事前計画に基づき、病院への出入規制を指示する
    - ＊救急外来へ医師・看護師スタッフを召集する
    - ＊化学剤使用の可能性または爆弾等の可能性を判断[※1]し、その判断結果を災害対策本部および救急外来スタッフに周知する
      - [※1];化学剤使用の可能性→外傷によらない複数患者が同一症状を呈する

        爆弾等の可能性 ➤複数の外傷患者。爆音などの聴取。
  - ➤ 予め指定された事務職員(または病院警備職員)は、手分けをして以下の出入口の規制を実施する

＊救急外来以外の全ての出入口を閉鎖する（原則 5 分以内）。

- 予め、掲示物などを準備する

＊個人防護具※2 を着用した 2 名の職員が、救急外来出入口の外に立ち、以下の出入り規制を行う（原則 10 分以内）

- 来院者の武器の所持などの確認を行う
- テロ現場から受診してきた患者の入場制限
- それ以外の目的で来院した患者及び関係者の入場許可

  ※2；化学剤使用の可能性→吸収缶付き面体、タイベックスーツ、ブチル手袋

  爆弾等の可能性→ N95 マスク、感染防護衣、ゴム手袋

➢ 爆弾等の可能性の場合

＊救急外来スタッフは、

- 個人防護具※2 を着用した 1 名のスタッフは、テロ現場から来院した最初の数人に対して、サーベイメータ - を用いて放射線表面汚染をチェックする
- 最初の数名で放射線表面汚染を認めなかった場合、患者をそのまま救急外来に入れて、診療を開始する
- 放射線表面汚染が確認された場合

  ➢ 個人防護具※2 を着用した 1 名のスタッフは、テロ現場から来院した被害者に対して、脱衣を促す

  ➢ 脱衣場所を提供（原則 10 分以内）できるよう、事前に計画※3 する

  ➢ 自ら脱衣できる場合、脱衣を指示する

    ＊脱衣後、濡れタオルを渡して、露出部分の拭き取りを指示する

  ➢ 自ら脱衣できない場合、個人防護具※1 を着用したスタッフ 2 名で、衣服の裁断・脱衣を実施する

    ＊脱衣後、濡れタオルで、露出部分を拭き取る

   ➤ 脱衣・拭き取り終了後、救急外来に入れて、診療を開始する

    ※3；救急外来の外で、2-3 名の少人数で、10 分以内に脱衣のプライバシーを確保できる場所の設置を事前に計画する

- ➤ 化学剤使用の可能性の場合
  - ➤ 個人防護具※2 を着用した 1 名のスタッフは、テロ現場から来院した被害者に対して、脱衣を促す
  - ➤ 脱衣場所を提供できるよう、事前に計画※3 する
  - ➤ 自ら脱衣できる場合、脱衣を指示する
    ＊脱衣後、濡れタオルを渡して、露出部分の拭き取りを指示する
  - ➤ 自ら脱衣できない場合、個人防護具※1 を着用したスタッフ 2 名で、衣服の裁断・脱衣を実施する
    ＊脱衣後、濡れタオルで、露出部分を拭き取る
  - ➤ 脱衣・拭き取り終了後、救急外来に入れて、診療を開始する

- 救急外来での診療
  - ➤ 院内スタッフを事前の計画に基づいて救急外来に参集させる
    ＊通信網、連絡手段の整備
  - ➤ 診療スタッフ（搬送担当者含む）は、全員個人防護衣（N95 マスク、感染防護衣、ゴム手袋）を装着する
  - ➤ 担送患者が多数来院することを想定して、院内のストレッチャーをできるだけ多く集める
  - ➤ 化学剤被害患者診療
    ＊ 神経剤またはシアン剤が疑われる場合、拮抗剤・解毒剤を使用する
    ＊気道・呼吸・循環を安定させる対症療法を積極的に実施する
  - ➤ 爆弾被害患者診療　別途診療上の注意点について提示する

- 院内災害対策本部は、以下の方針を決定し、院内・院外に伝達する
  - 院内
    - ＊院外病院職員の非常参集
      - 通信網、連絡手段の整備
    - ＊外来診療、予定検査(放射線、血液)、予定手術の縮小・中止
    - ＊使用可能な手術室の確保
    - ＊ICU の空床確保
    - ＊輸血の確保
  - 院外
    - ＊警視庁へ、病院警備の依頼
    - ＊東京 DMAT の派遣(自院への)を要請
    - ＊後方搬送先・手段の確保

- 地域全体での対応

「特殊災害対応」「テロ対応」の場合一医療機関のみでの対応は困難なため、地域での対応の構築が必要

  - 内閣官房「NBC テロ及び大量殺傷型テロ対処現地関係機関連携モデル」に基づいた活動。東京都では、東京消防庁指令センターを中心に情報集約・伝達・各種調整
  - 原因物質に関する情報共有
    - ＊消防・警察での、各種検知結果　→　消防・警察・医療機関
    - ＊医療機関で診療した患者の所見　→　消防・警察
  - 現場直近の救命救急センターを、現場救護所として運用
    - ＊直近救命救急センターから、重症患者の後方搬送
    - ＊東京 DMAT を直近救命救急センターへ派遣

東京都　救急告示病院　テロ被害患者受け入れ　整備資器材

- 施設
  - ➤ 救急外来入口外
    - ＊ 脱衣を可能とする場所の確保
      - 10分以内に設置できること
        - ➤ カーテン、衝立、など活用
      - 最低、2カ所；1. 自力脱衣[女性用]者用　2. 補助脱衣者用
- 資器材
  - ➤ 個人防護具
    - ＊ 吸収缶付き面体、耐化学薬品性能のある手袋、タイベックスーツ(一式)
      - 救命救急センター 10式、災害拠点病院 5式
  - ➤ 吸収缶付き面体、耐化学薬品性能のある手袋(一式)
    - 2次救急指定病院 3式

81

6 事例紹介

Ⅰ 過去の爆発物テロ事例の実際と教訓

事例1 マドリード多発列車爆破テロ

2004年3月11日に発生。イスラム過激派(アルカイーダ系列)によるテロ。朝の通勤時間帯にマドリード市内の3駅から中央駅に向かう4列車で発生。5分間に計10回の爆発が起こり、死者191名、負傷者2,062名に及んだ。

〈反省点〉

①Command& control

・中央駅での爆発では複数の出入り口と幹線道路があり、救助と搬送の統制が取れなかった。

・さらに爆発現場が地下ホームであったため、消防や救急は逃げてきた多数の軽症者への対応に追われホームの重傷者が把握できなかった。

・別の爆発は中央駅に近接していたため、当初、中央駅と同じ現場とみなされたことで応援隊が派遣されず、最初の1時間は救急隊10人で150人に対応せざるを得なかった。

②Safety

・時間差をおいての爆発や未発見の爆発物があるリスクを考慮しないままに活動した。また、ほかの列車の運行が停止されず、現場の脇を走行する列車があった。

・救護テントが現場に近過ぎた。

③Communication

・多機関共通波がなかった。緊急時用周波数の事前割当計画がなかった。
・輻輳と爆発起動防止のため携帯電話が使えず、救急隊と病院間の連絡ができなかった。
・119番通報が通常の2倍、2万件に上り、管制が混乱した。

④Triage, Transportation

・患者多数、複数の爆発(列車の先頭と最後尾)が起きており車両で集約し切れなかった。その結果、現場トリアージが受けられず自ら病院へ行く負傷者が多数発生した。
・指令室で統制された搬送先を選定できなかった。救急車も不足。救急車での搬送は全患者の3割のみであった。
・その結果、現場近くの2病院に負傷者が集中(1施設300人以上)した。

⑤Treatment

・応急処置が車両、ホーム、救護所など各所で展開され混乱した。
・多数傷病者時の現場処置プロトコルがなかった。
・爆傷特有の損傷形態(血だらけ、聞こえない、見えない、苦しいなど)に混乱した。
・ガーゼ、包帯など、処置器材が不足した。

マドリードの教訓

1.常に多発テロの可能性を念頭において現場に向かう。
2.大量の軽症者の向こうに重症者がいる。
3.救急車は不足する。
4.直近病院に患者が集中することを見越した対応を取る。
5.大規模施設に対する爆破物テロ、同時多発テロを想定した計画策定と

訓練を行う。

事例2　ボストンマラソン爆弾テロ

2013年4月15日に発生。ゴール手前150m付近に仕かけられた爆発物が2ヵ所で爆発。死者3名、負傷者281名に及んだ。しかし、重症患者は発生1時間以内に全例医療機関に収容され、25医療機関に搬送された281例は全例救命された。

〈 対応成功の理由 〉・・・平時からの体制整備と早期搬送

①平時からの体制整備

マラソン、コンサート、フェスティバルなどの特別なイベントは "あらかじめ計画された災害" として入念に対応を計画していた（Special Events as Planned Disasters）。

ボストンマラソンは3郡8市にまたがって開催されることから、その基本対応計画の調整はマサチューセッツ州の緊急事態管理局（MEMA）が行った。MEMAは救急、警察、消防、保健衛生、州兵、FBI、連邦航空局、アルコール・タバコ銃火器爆発物取締局などの各レベル（市、郡、州、連邦）、国土安全保障省の担当者が出席する会合を本番までに3回開催し、想定される緊急事態について検討した。マラソン当日には、MEMA庁舎内に開設される多機関調整センター（Multi Agency Coordination Cnter；MAAC）に各機関から総勢90人が詰めてレースをモニターし必要な対応を取った。MEMAでは2012年に今回同様のゴール付近での多数爆弾テロを想定した机上訓練を行っており、2013年3月には本番直前の机上演習を実施した。

2009年には緊急時の医療関連の活動と情報を統括する情報センターMedical Intelligence Center（MIC）を設立。多数傷病者事案（Mass Casualty incident；MCI）のリスクが高い大晦日、ボストンマラソン当日、独立記念日の3日はMICがあらかじめ開設されていた。

また医療機関同士の連携として、ボストン圏にある14の主要医療機関の代表者による連絡会議が定期的に開催、危機管理と救急医療も主要な課題の1つであり、ボストンマラソンについても毎年対応策を検討していた。

②爆傷や銃創などの外傷は、できるだけ早期に病院へ搬送する

ゴール後の走者が治療を受けるICU並みの治療ができるテントがありながら、重症と判断された傷病者はテントを素通りして直ちに搬送とした。

レースに備え救急車がゴール付近に待機していたことも奏功した。

ボストンの教訓

1. 大規模イベントは"あらかじめ計画された災害"として、事前に入念な計画を立てる。
2. イベント当日は"十分過ぎる"救護体制を敷く。
3. 重症であるほど、現場にとどめず速やかに病院へ搬送する。
4. 四肢からの活動性出血に対してはターニケットを用いた現場止血を行う。

Column 5　ボストンマラソンの体制

- ランナー2万7,000人、観客50万人。例年1,000人以上が医療処置受けていた。
- 前年の大会では気温25℃を超え、多数の熱中症と脱水症が発生。800人が医療救護テントを受診、275名が病院搬送となり、多数の傷病者が発生した際の対応を計画するもとになった。
- 医療の事前対応としては、全体でボランティアも含め800人以上が登録。26の医療テントをコース沿いに設置。うち10ヵ所には救急車も配置。ゴール手前6マイルから配置を密にするとともに、ゴールにはICU機能を有する160床規模の医療救護テントを設置。
- 同テントには医師47人、認定看護師110人、マッサージ師160人、理学療法士65人、医療記録係50人、補助員60人が待機。
- ゴール付近には100台以上の車いすとストレッチャー、その搬送担当人員が配置。
- コース沿いに多数傷病者対応の救急資機材を積載したトレーラーを複数配置。赤十字応急処置テントを16ヵ所設置。
- ボストン市救急は市内コース沿いに救急隊員90人を配置。ゴールには救急車20台配置。さらにコース沿いの交差点に救急車、自転車、ゴルフカートに乗りAEDやターニケットなどの応急処置機材をもつ救急隊員を配置。全員が無線機を携行し連携した。

　イスラエルは多数のテロの経験から、以下のような方針で現場活動を行っている。

・現場の脅威と銃爆傷の病態から早期搬送を最優先し、病院入り口で再度トリアージする。

・直ちに搬送可能な状況であれば、緊急（赤）と非緊急（緑）、死亡（黒）に区分し、判断に時間を要する準緊急（黄）は設定しない。

・搬送できず現場に傷病者を滞在させなければならないときのみ、準緊急（黄）を設定。

・救命の可能性が低い頭部や体幹胸部銃創は非緊急。活動性出血がない四肢の銃創も非緊急。

・経験のある救急救命士には直感的な判断で区分後、再トリアージすることを許容。

・現場処置は気管挿管、胸腔ドレナージ、ターニケットに限定（日本ではターニケットが該当）。それ以外の処置は搬送途上に行う（Save and Run）。

・救急救命士がいない場合は緊急とされ次第、直ちに搬送に移る（Scoop and Run）。

　上記の手法により 48 人が負傷したバス爆弾テロでは、発生からわずか27 分で全員を現場から病院へ搬送を完了している。わが国ではいったん傷病者を集めてトリアージする意識が強いため、現場滞在時間が長くなりがちである。爆傷や刺創、銃創では早期搬送をより徹底することが重要である。

（井上　潤一）

和文索引

欧文索引

標準 多数傷病者対応 MCLS テキスト　補完版

大量殺傷型テロ対応編

ISBN978-4-907095-60-4 C3047

令和2年3月1日　第1版発行

監　　　修――――一般社団法人 日本災害医学会

編　　　集――――大　友　康　裕

　　　　　　　　本　間　正　人

発　行　者――――山　本　美　惠　子

印　刷　所――――三　報　社　印　刷 株式会社

発　行　所――――株式会社 ぱーそん書房

〒101-0062　東京都千代田区神田駿河台2-4-4(5F)
電話(03)5283-7009(代表)/Fax(03)5283-7010

Printed in Japan　　　　© OTOMO Yasuhiro, HOMMA Masato, 2020

MCLS-CBRNE テキスト 改訂第2版

―CBRNE 現場初期対応の考え方―

監　修　一般社団法人 日本災害医学会
編　集　大友康裕　東京医科歯科大学災害医学分野 教授
編集幹事　阿南英明　藤沢市民病院 副院長

2020年東京オリンピック・パラリンピック開催を間近に控え、テロへの医療対応体制の確立は喫緊の課題となっている。

日本災害医学会では、MCLS の概念・手法を発展させ、CBRNE 災害に特化したコース(MCLS-CBRNE コース)を厚生労働省科学「CBRNE 事態における公衆衛生対応に関する研究」において開発し、全国でコース開催を行う中で、MCLS-CBRNE コーステキストとして本書を2017 年2 月に上梓した。その後、厚生労働科学研究(小井土研究班阿南分担研究)において、特殊災害・テロの現場における除染の考え方が大幅に変更となり、また早期避難誘導の重要性の認識が高まったことを受けて、MCLS-CBRNE コースの内容を大幅に変更した。本書は、改訂されたコースのためのテキストとして改訂したものである。

本書が初版同様、CBRNE 災害・テロ対応の医療体制の向上に理解を深め、また、多機関連携がより密になるよう学んで頂くことを期待している。　　　　　　　―改訂第2 版に寄せて―

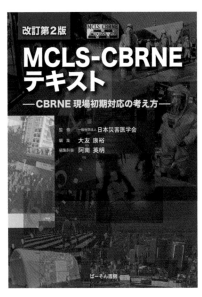

株式会社 ぱーそん書房
URL : http://person-shobo.co.jp

A 4判・103 頁・I S B N 978-4-907095-56-7
定価：本体 2,000 円＋税

標準 多数傷病者対応 MCLS テキスト 増補

監　修　一般社団法人 日本災害医学会
編　集　大友康裕　東京医科歯科大学災害医学分野 教授

　日本災害医学会では、消防・警察職員を対象に、多数傷病者対応に関する医療対応の標準化トレーニングコースとして MCLS(Mass Casualty Life Support)コースを開発し、2011年8月より正式コースを開催してきました。現在、本学会では年間200を超えるコースが開催され、学会が認定する資格者数もプロバイダー 26,961 名、インストラクター 3,088 名（2019年10月30日現在）に上っております。

　本コースの全国的な広がりに伴い、本テキストは 2014年5月に上梓しましたが、5年が経過した今、多数傷病者対応における考え方に多少の変化が出てきたことを踏まえ、この度、内容を一部修正・追加し、増補版を刊行しました。本書は MCLS コース受講生のみならず、多数傷病者対応に興味をもつ方にも読んで頂くことを期待しています。　　　　　　　　—増補にあたって—

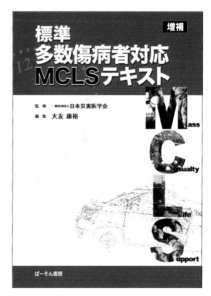

株式会社 ぱーそん書房
URL：http://person-shobo.co.jp

A4判・84頁・ISBN 978-4-907095-12-3
定価：本体 2,000 円＋税